呼吸の極意

心身を整える絶妙なしくみ

永田　晟　著

ブルーバックス

●カバー装幀／芦澤泰偉・児崎雅淑
●カバー・本文イラスト／松本 剛
●本文デザイン／土方芳枝
●本文図版／さくら工芸社

はじめに

ふだん、私たちは当たり前のように息をしているので、それを「呼吸運動」として意識的に考えることはほとんどありません。一方で、平均寿命が80歳を超える今日、健康な体で長生きしたい、という願いはますます高まっています。じつはこの健康づくり、健康維持に、呼吸が深く関わっています。内臓の働きを整えたり、血圧が高すぎないように抑えたり、メタボや老化を防いだり、ストレスを解消したりといったことすべてに、呼吸が影響しているのです。

息を吸い、吐くことは生命維持のために反射的に行われています。反射的とはつまり、無意識のうちに自然に行われる、ということです。この呼吸運動を逆に意識的にとらえ、心身のコントロールに用いようというのが本書のテーマです。しかし、じつはこうした考え方は昔からありました。気功、ヨーガ、座禅、瞑想、自律訓練法などがそれで、伝統医学の一翼をになっています。

本書では、こうした伝統的な呼吸法も含め、呼吸のしかたによって身体づくりと健康状態が左右されることを科学的に示しました。呼吸と健康を結びつける鍵は2つあって、ひとつは自律神経系、もうひとつは有酸素運動です。

自律神経系は心身の状態をコントロールする神経系で、交感神経と副交感神経からなります。呼吸をする際、息を吐くことに意識を集中してその時間を長くしつつ、腹式呼吸によって横隔膜を上下させることで副交感神経が活発に働くようになります。これが健康づくりの極意であり、体調を整える方法です。

有酸素運動というと、マラソンなどを思い浮かべるかもしれませんが、ゆっくりとした体操から激しいスポーツまで、酸素を取り入れて燃焼させる動作はすべて有酸素運動です。有酸素運動は健康維持にたいへん有効ですが、心拍数が上がりすぎるようなきつめの運動は、活性酸素を発生させ、かえって身体に悪い影響を与えるためすすめられません。一方で、呼吸に重点をおいたゆったりとした運動でも、有酸素運動として高い効果が得られることが実証されています。

本書の構成は次のようになっています。

第1章では、まず呼吸のしくみについて触れています。このしくみは複雑で、喉頭、気管、気管支、肺、肺胞、細胞などの組織とそれらを司る神経が絡みあい、相互に関係しあっています。呼吸運動ほど精密なしくみはないといえます。ここでは、呼吸と心身の関係を理解するうえで必要なことに的を絞ってわかりやすく解説しました。

第2章では、自律神経系を取り上げました。現代人は、心身を興奮させる交感神経の働きが強すぎる傾向があります。呼吸によって、心身をリラックスさせる副交感神経の働きを活性化し、交感神経とのバランスをとるにはどうしたらよいか、具体的に説明しました。

第3章では、自律神経系の働きを踏まえつつ、有酸素運動と健康の関係を解説します。酸素摂取量、糖質や脂質の消費などの観点から、呼吸と運動の関係を見ていきます。

第4章では、気功、ヨーガ、座禅などの伝統的な呼吸法について、運動生理学的な視点を中心に、科学的に検証された効果を紹介します。日本人には馴染みの深い丹田呼吸法も取り上げています。丹田呼吸法は腹式呼吸であり、息を吐くときに横隔膜を拡大させ、この刺激がじつは脳中枢神経にフィードバックし、心身に影響を与えます。これは著者らによる長年の実験でも証明されています。また、歌をうたうこともじつは効果的な呼吸トレーニングとなります。

第5章では、呼吸体操の例として、中国の益気功と日本の真向法を取り上げました。また、伝統的な呼吸法を現代の運動生理学的な知見からアレンジした、著者考案による健康呼吸体操も紹介しています。高齢者でも気軽に実践できる内容です。どれも腹式呼吸を強調した呼吸運動で、副交感神経の働きを促進させ、心身のバランスを整えてくれます。

前著『呼吸の奥義』では、吐く息の大切さに重点をおき、主に呼吸のメカニズムとスポーツとの関係について解説しました。本書では、呼吸と心身の健康にテーマを絞り、最新の知見を盛り込みながら、呼吸運動の大切さを読者の皆さんに理解してもらえるよう工夫をこらしました。

現代人の健康維持にはサプリメントや薬剤ではなく、運動と食事中心の一次予防が大切で、厚生労働省が掲げる「健康日本21（21世紀における国民健康づくり運動）」の提案のように、生活習慣の改善が要です。皆さんのそうした健康づくりに、本書で紹介する呼吸の科学と実践法が少しでも貢献できれば、著者としてこれ以上の喜びはありません。

◉目次◉

第2章 呼吸で自律神経系を整える　45

第4章 科学の目で見た呼吸法 117

第5章 健康と活力を生み出す呼吸体操 149

第1章

呼吸のしくみ

呼吸とは何か

呼吸は健康の要

人はなぜ呼吸するのかといえば、その目的は体内に酸素を取り込むことにあります。人が生きていく、つまり生命を維持するためにはエネルギーが不可欠です。私たちの体はおよそ60兆個の細胞が集まってできていますが、この細胞が生きていくためのエネルギーは食物という形で取り入れられ、細胞内のミトコンドリアという小器官が各種の栄養素を燃やして（これを「代謝」といいます）エネルギーを生み出します。この代謝に酸素を必要とするのです。

一方、代謝によって炭酸ガス（二酸化炭素）が生じますが、炭酸ガスは身体にとって有害なため、体外に排出しなければなりません。

代謝に必要な酸素を取り入れ、代謝廃物である炭酸ガスを排出すること、それが「呼吸」です。

呼吸運動では、息を吸うこと（吸息）で体内に酸素を取り入れ、息を吐くこと（呼息）で炭酸ガスを排出します。呼吸運動は無意識のうちに自然に反射的に行われますが、意識的に変えることもできます。

呼吸運動を意識的に変えることは、身体にさまざまな影響を与えます。たとえばエアロビクスなどの有酸素運動を行うことは、代謝の効率を高め、脂肪の燃焼を促すので、ダイエットの効果が期待できますし、筋力のパワーアップなどの効果もあります。

東洋的な気功やヨーガのゆっくりとした呼吸では、主に自律神経系に影響を与え、ストレスの解消や自律神経系のバランス調整に役立つほか、内臓の働きをよくするなど健康面での効果もあります。

呼吸の仕方によって人の心や身体にどのような影響があるのか。より効果的に心身の健康、活力増進に役立てるには、どんな呼吸運動を行えばいいのか。それを科学的に探求、実証し、さらに実践的な呼吸運動の方法を紹介するのが本書の目的です。

最終的には、心身の健康に役立つ「呼吸の極意」とも呼べる呼吸法を体得していただければと思っています。

では、まずは極意を理解するための基礎知識として、呼吸がどのようなしくみで行われるのかを見ていきましょう。

息の通り道

呼吸は鼻と口から始まり、咽頭、喉頭、気管、気管支、肺（肺胞）へといたる呼吸器官によって行われています。

気管と食道は、咽頭、喉頭から胃、肺にかけて平行に並んで位置しています。咽頭は飲食物の入り口で、鼻腔、口腔、喉頭の後ろにあって食道につながっています。一方、喉頭は空気の出入り口で、すぐに気管・気管支・肺・肺胞へとつながっています（図1・1）。

空気と飲食物が混じらないように大切な働きをしているのが、喉頭蓋という弁（フタ）です。喉頭蓋は空気の出入りのときは開き、飲食物が入るときには閉まる構造になっていて、口腔や鼻腔の働きによって反射的に開閉が行われます。

たとえばおしゃべりしながら食べ物を飲み込むと、鼻腔からの反射のために喉頭蓋が閉まらず、むせてしまいます。この反射的開閉機能は、身体全体の健康状態を示すバロメータにもなっていて、高齢になると「のどにものがつまる」「間延びした話し方」「むせる」などの状態が現れやすくなります。

喉頭は空気の通路と同時に発声器官でもあります。喉頭の壁は喉頭蓋軟骨などの軟骨、靱帯《じんたい》、

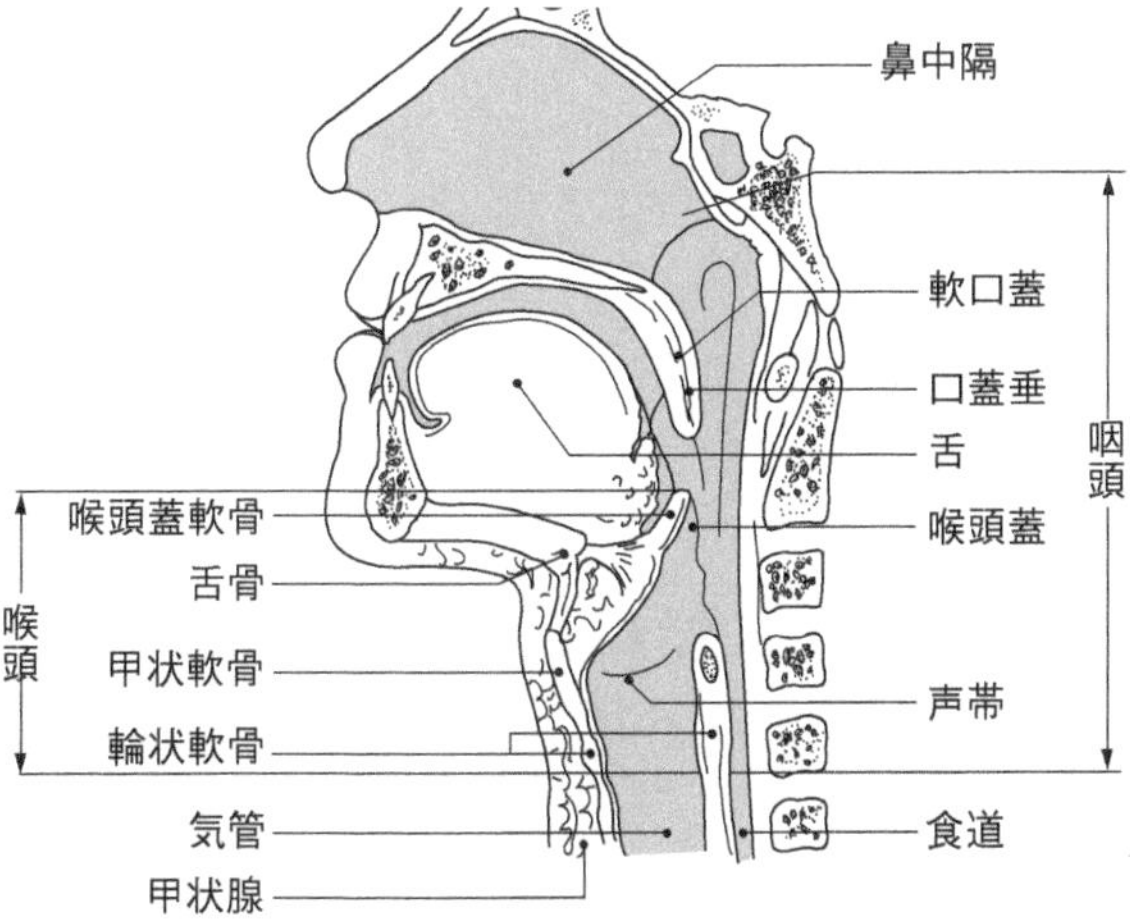

図1.1　口（咽頭）からのど（喉頭）にかけての構造

喉頭筋、粘膜から構成されて、声帯が中央に存在しています。

喉頭から先に続くのが気管です。気管は頸椎の第6番目から始まり、胸椎の第4〜5番目あたりで気管支になります。気管支は先に行くにしたがって左右に分かれて細くなり、その末端までの長さは約1メートル近くに及びます（図1・2）。気管支は平滑筋から構成される膜性の壁で、自律神経系によって支配されています（自律神経系と呼吸の関係については、第2章で詳しく取り上げます）。

気管と気管支は、息を吐くときには狭くなり、息を吸うときは拡大します。そのため、息を吐くには長い時間が必要で、逆に息を吸うときは一気に短時間で吸うことができるの

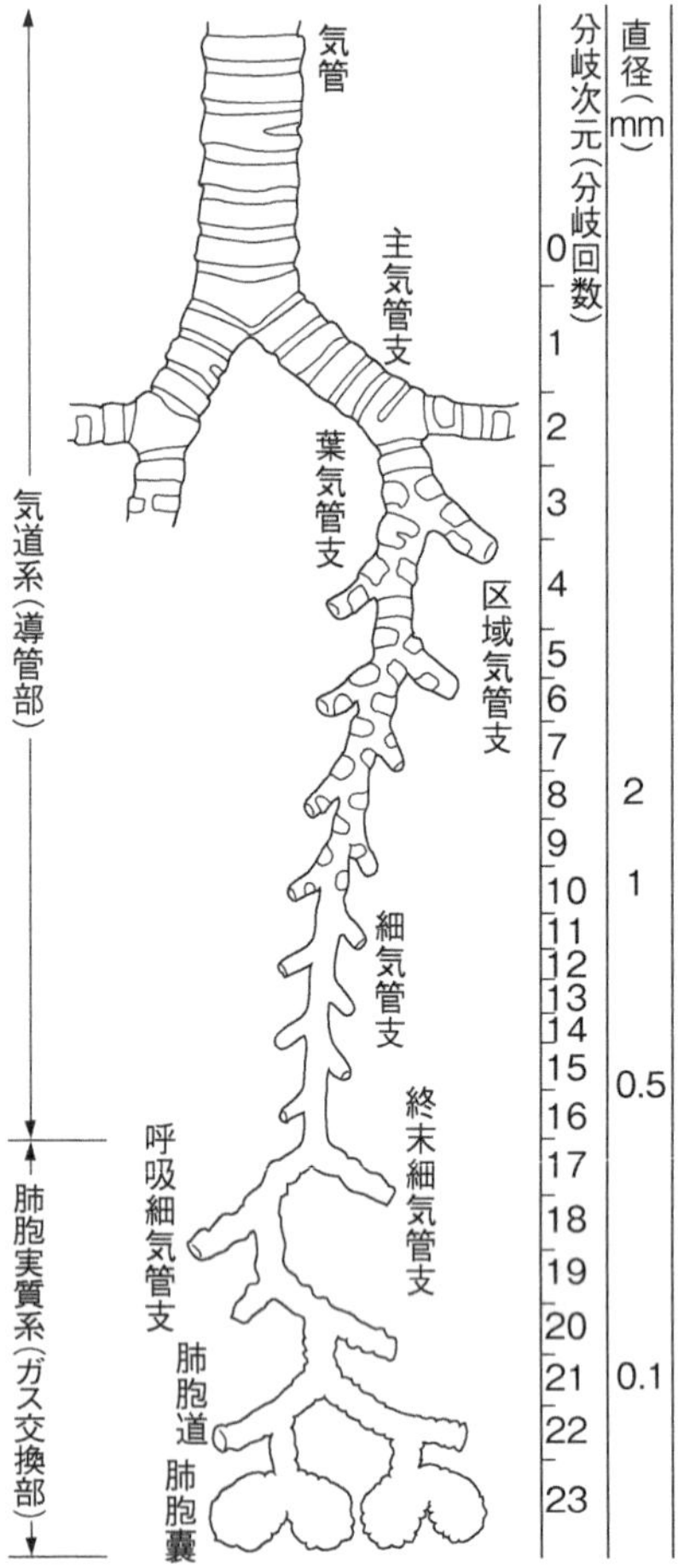

図1.2　気管支

20〜23回ほど枝分かれした先に肺胞がある。

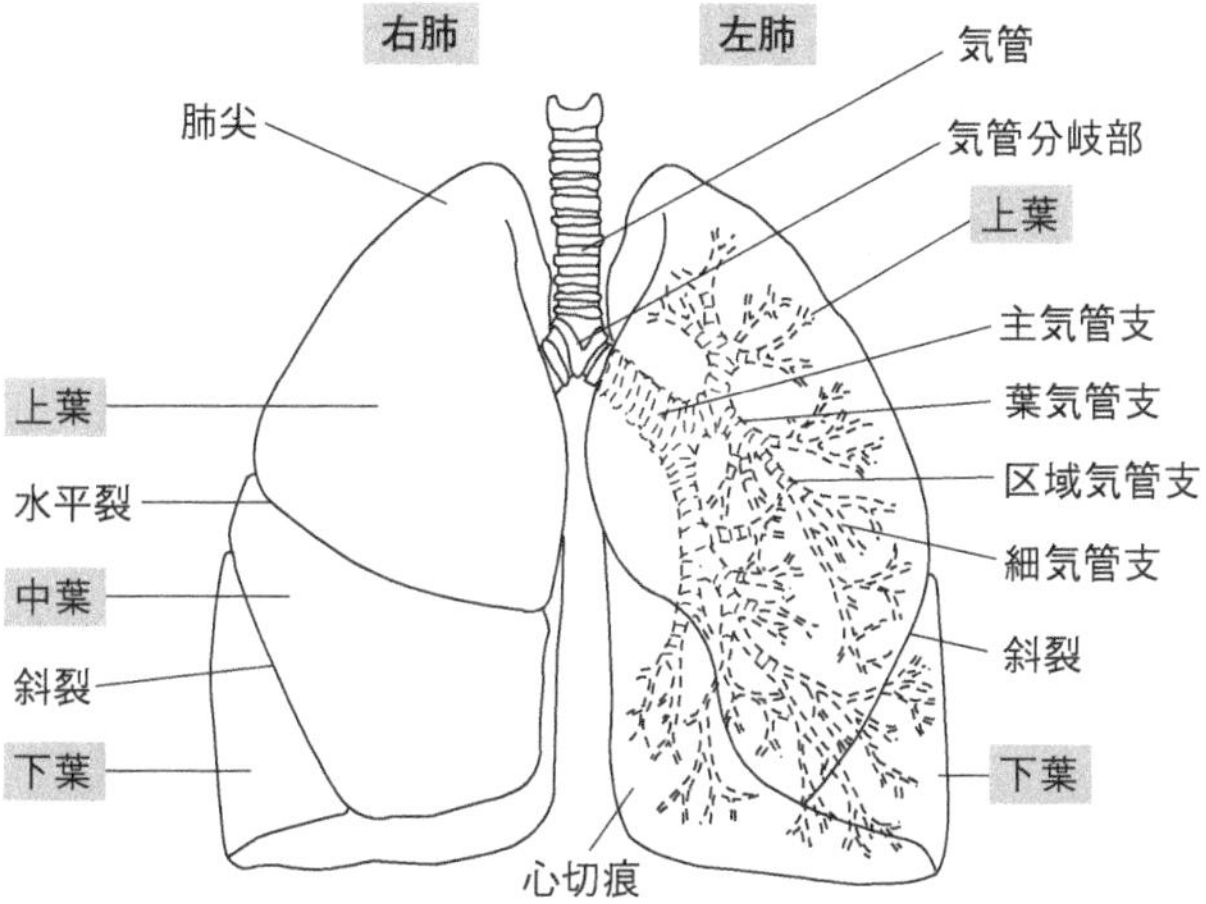

図1.3　肺の構造
両肺合わせて3億〜5億個の肺胞があり、ガス交換が行われます。

です。本書ではこれから、息を吐くことを「呼息」、息を吸うことを「吸息」と呼ぶことにします。

さて、気管支を通って空気は肺に入ります。肺は左右一対で、両肺の中には3億〜5億の肺胞があり、この肺胞で酸素と炭酸ガスのガス交換が行われています（図1・3）。息を吸って肺を拡張させることで肺胞に酸素が取り込まれ、その酸素は肺胞から血液中に取り込まれます。同時に血液中の炭酸ガスが肺胞内に取り込まれ、肺を収縮させることで炭酸ガスを体外に吐き出します。このガス交換は、酸素や炭酸ガスの濃度差によって行われます。

このようにして、鼻や口から取り込まれた

空気が肺胞へといたるわけですが、ではどのようにして空気を取り込んだり排出したりするのでしょうか。じつは肺や肺胞は自ら拡張・収縮する能力を持ちません。このガス交換は胸腔と腹腔による圧力運動によって行われます。その胸腔や腹腔の拡大や縮小に関わっているのが、横隔膜と呼吸系の筋肉です。

呼吸を意識的にコントロールするためには、横隔膜と呼吸系の筋肉の働きを知っておくことがとても大切です。

吸息運動と呼息運動

呼吸運動はポンプの作用に似ています。この作用は横隔膜と呼吸系の筋群によって行われています。

肺組織を守っている肋骨やそれに付随する筋群を総称して胸郭と呼びますが、この胸郭を硬い容器に見立て、その中に肺がゴム風船のように収まり、片方が膜でふさがっていると考えてみましょう（図1・4）。この膜が横隔膜に相当します。

息を吸うときは膜の部分が下に伸び、容器の容積が大きくなります。すると中の圧力が下がってゴム風船が膨らんで空気が入ります。逆に息を吐くときは、膜が縮んで容積を小さくし、中の

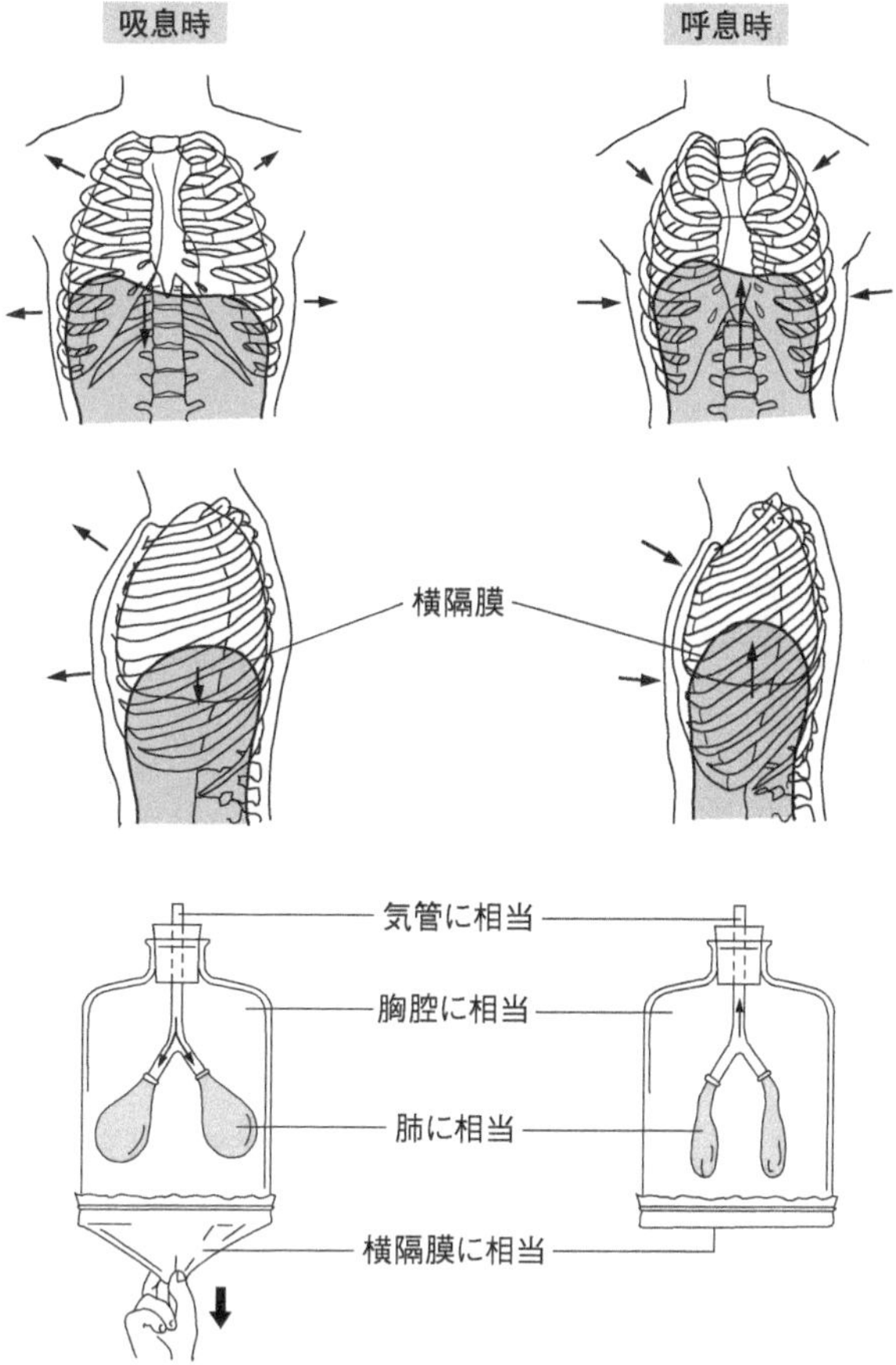

図1.4　呼吸運動

胸郭を容器に見立てると横隔膜のポンプ作用がよくわかります。ただし実際の呼吸では、肋骨も前後左右に動いて胸腔の容積を増減させています。

圧力を高めることでゴム風船から空気を送り出します。このように、肺がゴム風船のように膨らんだり縮んだりすることで、空気の出入りが起こるわけです。

胸腔容量を拡大・縮小するのは主に横隔膜の働きによるもので、腹式呼吸のときの換気量を担っています。とりわけ横隔膜が重要になるのが呼息のときで、横隔膜が疲れてくると膜の収縮力が低下し、その結果、肺を十分に縮小できなくなり、1回換気量は減少することになります。横隔膜の面積は約250~300平方センチメートルで、呼息時には約10ミリメートル上がり、約250~300ミリリットルの空気が排出されます。

一方で、息を吸う吸息運動で大切な働きをするのが肋間筋です。胸郭の大部分は肋骨でできていますが、その肋骨を動かしているのが肋間筋です。図1・5に、呼吸に関わる主な筋群を示しました。

吸息のときは、まず外肋間筋と肋軟骨間筋が収縮し、胸郭が上がって胸腔が拡大します。そして横隔膜が収縮して下がり、胸鎖乳突筋や脊柱起立筋が弛緩します。このとき肋骨の並びは水平に近くなります。胸椎と胸骨間の距離は長くなり、胸郭の容積（胸腔）が大きく広がって圧力が小さくなるため、外気が入ってきます。それを助けるのが肋骨や上肢の動きで、息を吸おうと上方へ持ち上げたり広げたりして胸腔容積を広くすることで、さらに胸腔内圧を低くして外気を呼

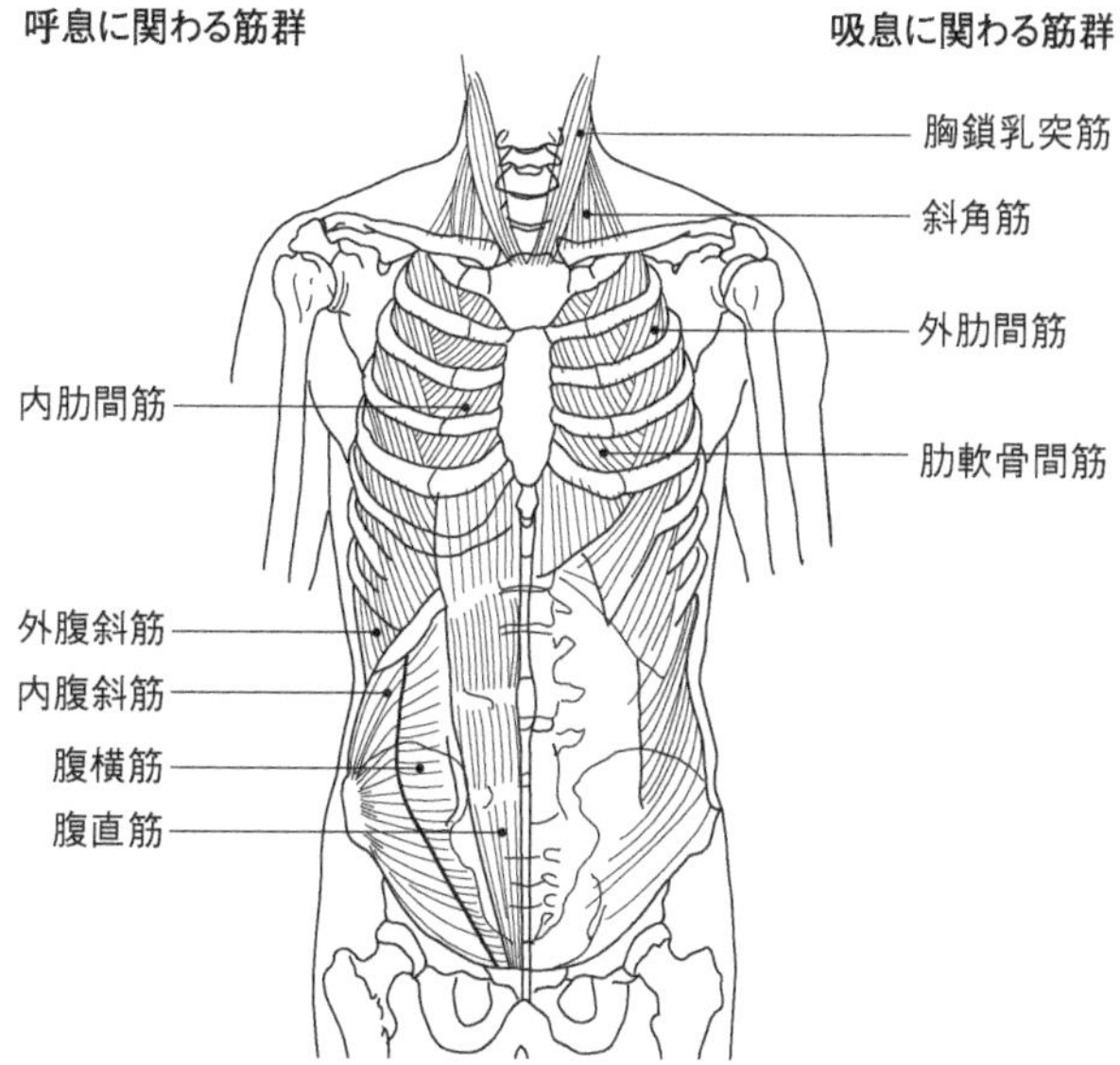

図1.5　呼吸に関わる主な筋群

び込みます。

呼息のときは、逆に内肋間筋と腹直筋（腹壁）が収縮し、肋骨は後方の胸椎から前方の胸骨や肋骨にかけて、斜め下・前方向に向かって並びが傾きます。この作用によって横隔膜が上に広がり、胸腔の容積を狭くして吐き出す圧力を増大させます。呼息時間が長く続くかどうかは、横隔膜と肋骨の水平位置によって左右されるのです。

呼吸筋の筋収縮力を比較すると、息を吸うための吸気筋は、吐くための呼気筋の約3倍の収縮力を示します。

しかし、高齢になって肋軟骨が骨化（硬い骨組織に変化すること）すると、肋骨の動きは不自由になります。また肺胞の弾力性が低下して肺の収縮力も減少し、腹筋も弱まってきます。いずれも息を吐き出す力を弱め、呼吸運動が不完全となってしまいます。肺胞が破壊されることで起こる肺気腫性の呼吸疾患でも、こうした胸腔の圧力低減の状態を示します。

胸式呼吸と腹式呼吸

呼吸には大きく分けて胸式呼吸（肋骨呼吸）と腹式呼吸（横隔膜呼吸）の2つのパターンがあります。簡単にいうと、息を吸うときに胸を膨らませるのが胸式呼吸、お腹を膨らませるのが腹式呼吸です。気功や太極拳などで用いられる丹田呼吸と呼ばれる呼吸法は腹式呼吸のひとつです。

胸式呼吸は主に肋骨筋による胸腔の拡大・縮小によって行うため、肋骨呼吸とも呼ばれます。肋骨は上方に動きやすく、上方に動かすことで胸腔は広がり、胸の厚みが増します。すると胸腔の圧力は小さくなって息を吸いやすくなり、吸息が行われます。このとき、横隔膜の位置は下がらず静止しています。胸式呼吸は息を吸うのには都合がよく、深呼吸はその代表例です。

胸式呼吸では呼息は反射的に起こります。内肋間筋はそれほど発達した筋肉でないため、肋骨は下方には動きにくく、胸腔を小さくして圧力を大きくするのが難しいからです。胸式呼吸は疲れているときや、体力が弱っているときに見られる呼吸で、マラソンで苦しくなったときにはほとんど胸式呼吸になります。また、妊娠でお腹が大きくなっているときや、コルセットを着けているときは、横隔膜の拡大・縮小が難しいため、どうしても胸式呼吸になります。

胸式呼吸は一種の反射的な無意識呼吸といえます。私たちがふだんの生活で無意識に行っている呼吸のことを自然呼吸といいますが、自然呼吸は胸式呼吸を主体としていて、腹式呼吸は若干併用されているだけです。とくに女性の呼吸はふだんから胸式中心になっています。

一方、腹式呼吸は、主に横隔膜の拡張・収縮によって腹腔を拡大・縮小させることで行います。主に呼息を強くするときに用いられ、下から胸腔を圧迫して胸腔圧力を大きくして胸腔の形を小さくし、呼息を起こすのです。気功やヨーガ、座禅などでは意識的に腹式呼吸が行われます。

腹圧が高まると横隔膜が弛緩して上方へ持ち上げられ、胸腔内圧が増大します。横隔膜は胸腔内にドーム状に入り込み、胸腔容積を減少させながら呼息を引き起こします。この腹式呼吸は意識的に行われるところが特徴で、後述する呼吸トレーニングでは、呼吸中枢を刺激するために10秒から15秒のあいだ、意識的に腹式呼吸で息を吐き出し続けるのが目標になります。

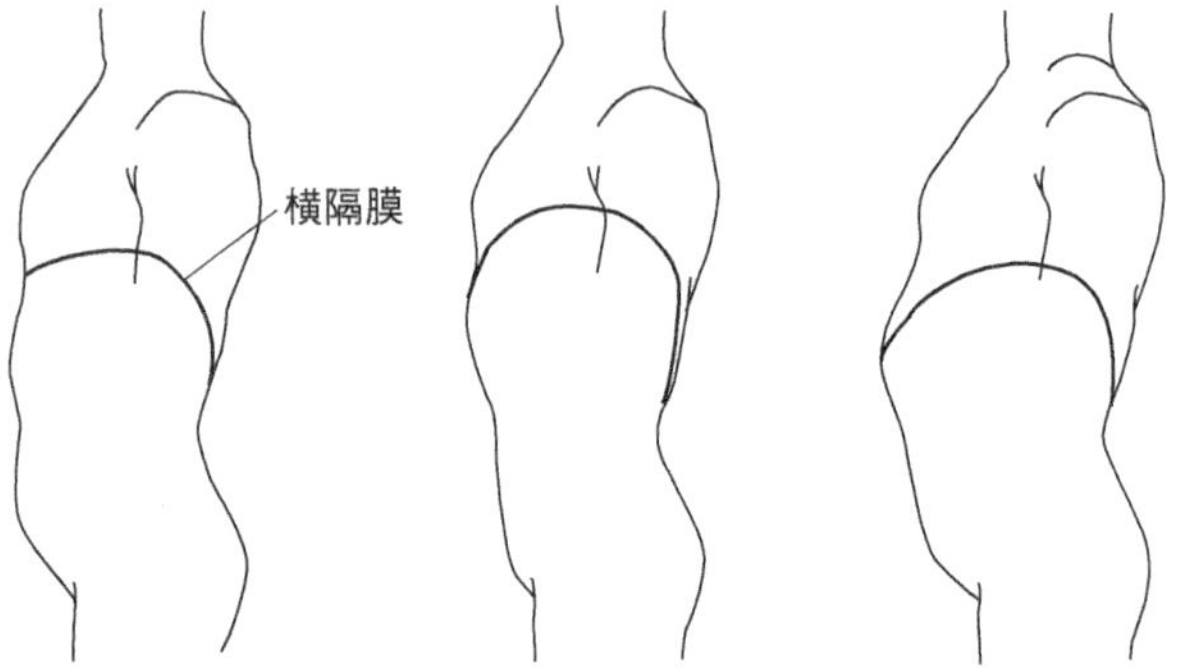

図1.6　呼息時における腹式呼吸と胸式呼吸の違い（Barthによる図を改変）

図1・6に、胸式呼吸と腹式呼吸の呼息時のパターンを比較して示しました。お腹のでこぼこ状態に注目してください。呼息量を増やし、呼息時間を長くするためには腹式呼吸法が大切です。

肺の働き

肺の総容量はどれくらい？

健康を維持するうえで、日常の呼吸運動による換気能力がとても大切であることはいうまでもありません。

肺胞内にある空気の量は、日本人の場合、安静時においては平均400〜500ミリリットル増減します。これが1回の呼吸における換気量です。たとえば1分間当たりの呼吸数が16回の人の場合、毎分換気量は400〜500ミリリットル×16＝6400〜8000ミリリットルとなります。

ただし、1回換気量のうち約3分の1は残念ながら肺胞でのガス交換には利用されません。死腔と呼ばれる部分で、鼻、口、喉頭、喉、気管、気管支の空間を指します。したがって、実際に肺胞に出入りする空気の量は平均して300〜350ミリリットル程度になります。

1回換気量は肺の総容量の一部にすぎません。肺の総容量はこれに残気量と予備吸気量および予備呼気量を加えた合計量で求められます。

精一杯息を吐き出しても、肺や気管にはまだ1000〜1800ミリリットルの空気が残っています。これが残気量です。残気量は最大努力で呼息してもなお肺内に残っている空気量です。また、しっかり深呼吸すると、平均してふだんの呼吸よりも成人男子の場合で最大2500ミリリットルも多く空気を吸い込むことができます。これを予備吸気量といいます。逆に強く長く吐くことでふだんの呼吸よりも多く空気を吐くこともでき、これを予備呼気量といいます。これらを合わせたものが肺の総容量すなわち全肺容量です（図1・7）。

健康診断などで計測する「肺活量」は、1回換気量に予備吸気量や予備呼気量を加えた数値を示します。言い換えれば、肺の全容量のうち肺や気道に残っている残気量を除いた空気の量のこ

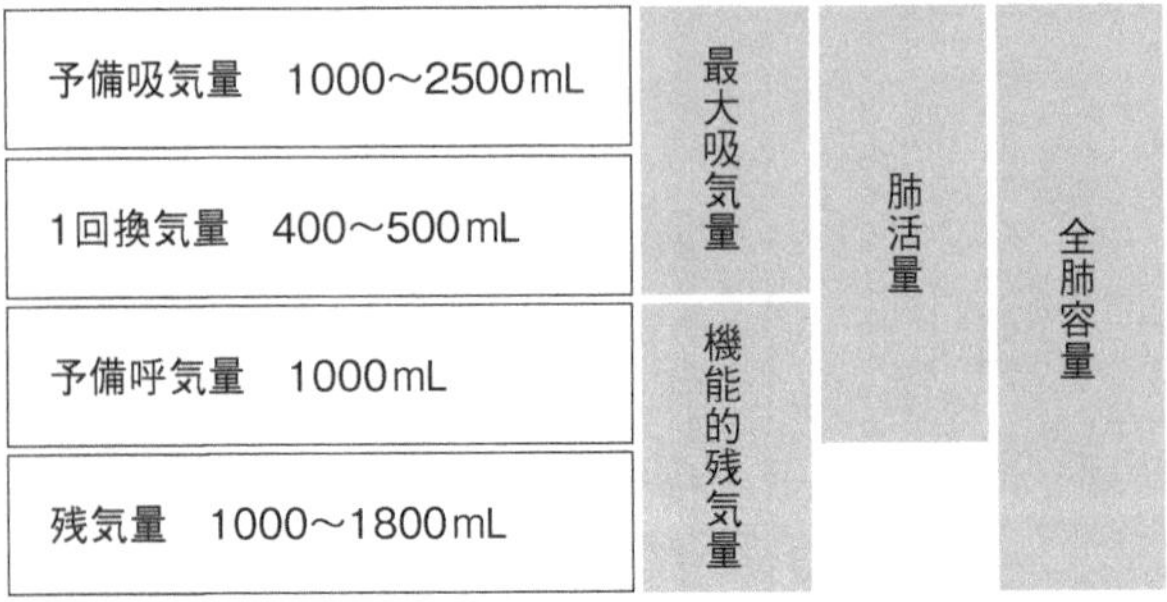

図1.7　全肺容量の内訳

とです。

肺活量は、成人男子で３５００〜４０００ミリリットル、成人女子で２５００〜３５００ミリリットルが標準です。肺活量は20歳前後で最大値を示し、年齢とともに低下します。もちろん個人差があり、横隔膜の伸縮・弛緩機能の差や、息を吐き出すときに残気量をどこまで努力して減らせるかによっても異なります。

最大に努力して吐き出せる（呼息）空気量を「努力性肺活量」あるいは「機能的肺活量」と呼びますが、健康診断などで測る肺活量はこの努力性肺活量が中心です。

呼吸機能の目安——換気率、1秒量、1秒率

1回の呼吸で肺の中の空気がどれだけ換気されているかを示すのが「換気率」です。換気率は次の計算式で表されます。

換気率（％）＝（1回換気量－肺の死腔）／肺の総容量×100

あるいは、

換気率（％）＝（1回換気量－肺の死腔）／（予備吸気量＋予備呼気量＋1回換気量＋残気量）×100

予備吸気量が1500ミリリットル、予備呼気量が1000ミリリットル、1回換気量が500ミリリットル、残気量を1000ミリリットルとすれば（死腔は150ミリリットルとして）、

（500－150）／（1500＋1000＋500＋1000）×100

＝8・75（％）

となります。

換気率が約9％というのはとても非効率のように思えますが、これはふだんの呼吸量に余裕が

あるからで、運動をするときなどには、呼吸の速さや深さによって換気率を向上させることができます。たとえばマラソンなどの激しい運動の場合、効率よく酸素を取り込むために、鼻呼吸から口呼吸に転換して「ハアハア」と口で息を吸い換気率を上げています。

できるだけ深く、できるだけ速く呼吸を繰り返すことを最大換気といい、努力性の呼吸量ともいいます。1分間当たりの最大換気量は、一般成人男子で90〜150リットル、女子で75〜120リットルです。さらに競技者になると毎分200リットルにも達します。この最大換気量は呼吸機能を評価するためのひとつの指標になります。

呼吸機能の評価に用いられるものとしては、ほかに「1秒量」があります。1秒間に吐き出すことのできる空気量のことで、「時間肺活量」とも呼ばれます。時間肺活量が減少することは、一気に吐き出せる呼吸量が少なく、全肺活量の呼吸時間も長くなることを示します。この状態の場合、呼吸系の疾患、肺の縮小、気道抵抗の増大、肺の弾力性の低下、横隔膜や肋骨筋群の収縮機能低下、換気障害などが考えられます。

また、「1秒量」を全肺活量で割った値に100を掛けた値を「1秒率」と呼び、塵肺や肺結核などの評価尺度になっています。日常生活では70%の1秒率が必要最小限度で、70%以下の1秒率は異常と診断されています。

さて、こうした呼吸機能ですが、血液の循環機能などとは違って、自分の力で効率をよくしていくことができます。換気量は有酸素運動などのトレーニングによって増やすことができます。換気量が増えれば、1分当たりの呼吸回数を減らすこともできます。たとえば、第4章で紹介するヨーガや気功の呼吸はこれに当たります。呼吸をコントロールすることで運動効率をよくし、ダイエット効果を高めるほか、自律神経系のバランスの調整や精神的安定など、さまざまな効果を生み出すことができるのです。

また本来、呼吸筋群は骨格筋の一種ですから、他の骨格筋と同じように、意識的にトレーニングを行えば鍛えることも可能です。実際に高齢者や肺疾患患者などの呼吸筋が衰えている人の場合は、トレーニングによってある程度回復することが確かめられています。

肺胞内でのガス交換

ひと口に「呼吸」といっても、科学的に詳しくいうと2種類あります。肺に空気を取り込み、肺の中で体外の空気（酸素）と体内の血液中の炭酸ガスとを交換するのが「外呼吸」（肺呼吸）。もうひとつは、体内の各臓器や末端の組織で、毛細血管の中の血液と細胞との間で行う「内呼吸」（組織呼吸）です。

私たちがふだんの生活で「呼吸」というときは外呼吸をさしています。本書が主に述べるのも外呼吸についてなので、文中でたんに「呼吸」と記す場合は外呼吸をさしていることをお断りしておきます。

では、外呼吸における肺胞内でのガス交換について詳しく見てみましょう。

吸息によって取り込んだ空気は、最終的には肺胞に達します。肺には3億〜5億個の肺胞があります。1個の肺胞は直径0・1〜0・2ミリメートルほどですが、全体の表面積は普通に呼吸しているときでも約50〜60平方メートル、深呼吸して肺胞を膨らませたときには約100平方メートルにも広がります。この肺胞の表面には毛細血管がびっしりと張りめぐらされていて、毛細血管同士の隔たりは1マイクロメートル（1000分の1ミリメートル）以下しかありません。この肺胞で空気中の酸素は血液に取り込まれ、同時に血液中の炭酸ガスが肺胞内に放出されます。血液は肺胞部分を約1秒で通過しますが、その間に素早くガス交換が行われています。

ガス交換は、先にも触れたとおり、酸素と炭酸ガスの分圧差によって自動的に行われます。血液中のガスの分圧とは、簡単にいうと血液中に溶けているガスの濃度と考えていいでしょう。

血液は体内組織に酸素を供給するので、肺胞に戻ったときには、含まれる酸素の量が減って分圧が低くなっています。このとき、体外から取り込んだ肺胞内にある空気のほうが酸素の分圧が高くなっているため、その分圧差によって肺胞内の酸素が血液中に取り込まれるのです。炭酸ガスの場合は逆で、肺胞にたどり着いた血液の炭酸ガスの分圧が、肺胞内の空気の炭酸ガス分圧よりも高いため、血液から肺胞内に炭酸ガスが放出されます。

酸素の場合、その分圧差1ミリHgにつき、1分間当たり約15〜35ミリリットルの酸素が取り込まれ、全肺胞内では1分間に250〜300ミリリットルの酸素が取り込まれます。一方、炭酸ガスの放出の度合いは酸素よりも25倍も大きく、0・3ミリHgの分圧差があると1分間当たり230〜300ミリリットルの炭酸ガスを取り込むことができます。

では、肺胞を介して全身の血液にはどれくらいの酸素が取り込まれているのでしょうか。血液中に含まれる酸素の容積割合は、動脈血で約19%、静脈血で約13〜15%です。静脈血中の酸素量が少ないのは、身体の各組織で酸素を渡しているからです。

体内を約5000ミリリットルの血液が流れているとすれば、動脈血中には475ミリリットル、静脈血中には最大375ミリリットルの酸素量が循環している計算になります。これらを合計すると、全身の血管内を850ミリリットルの酸素が流れていることになります。

眠っていても呼吸できるわけ

呼吸運動と神経の関係

呼吸は生命維持に欠かせない運動であるため、基本的には自律神経系の支配下にあり、無意識下で反射的に行われています。

呼吸筋の働くタイミングや収縮・拡張の強度は、巧みにコントロールされています。その調整には、動眼神経、顔面神経、迷走神経などの副交感神経が多く関わっていますが、呼吸運動全体にはさらに上位の中枢神経が関係しています（図1・8）。

肺胞内の酸素と炭酸ガスの濃度を一定に保つ働きは、橋と延髄の神経中枢によって反射的に行われているものです。延髄の呼吸中枢は左右対称的に存在し、吸息中枢と呼息中枢から構成されています。安静状態での自然呼吸のときは吸息中枢が主体で、深い呼吸になると呼息中枢が主体となります。また、咳をしたり、笑ったり、声を出したり、排尿・排便や分娩で息をつめたりするときなどにも呼息中枢が中心に働きます。

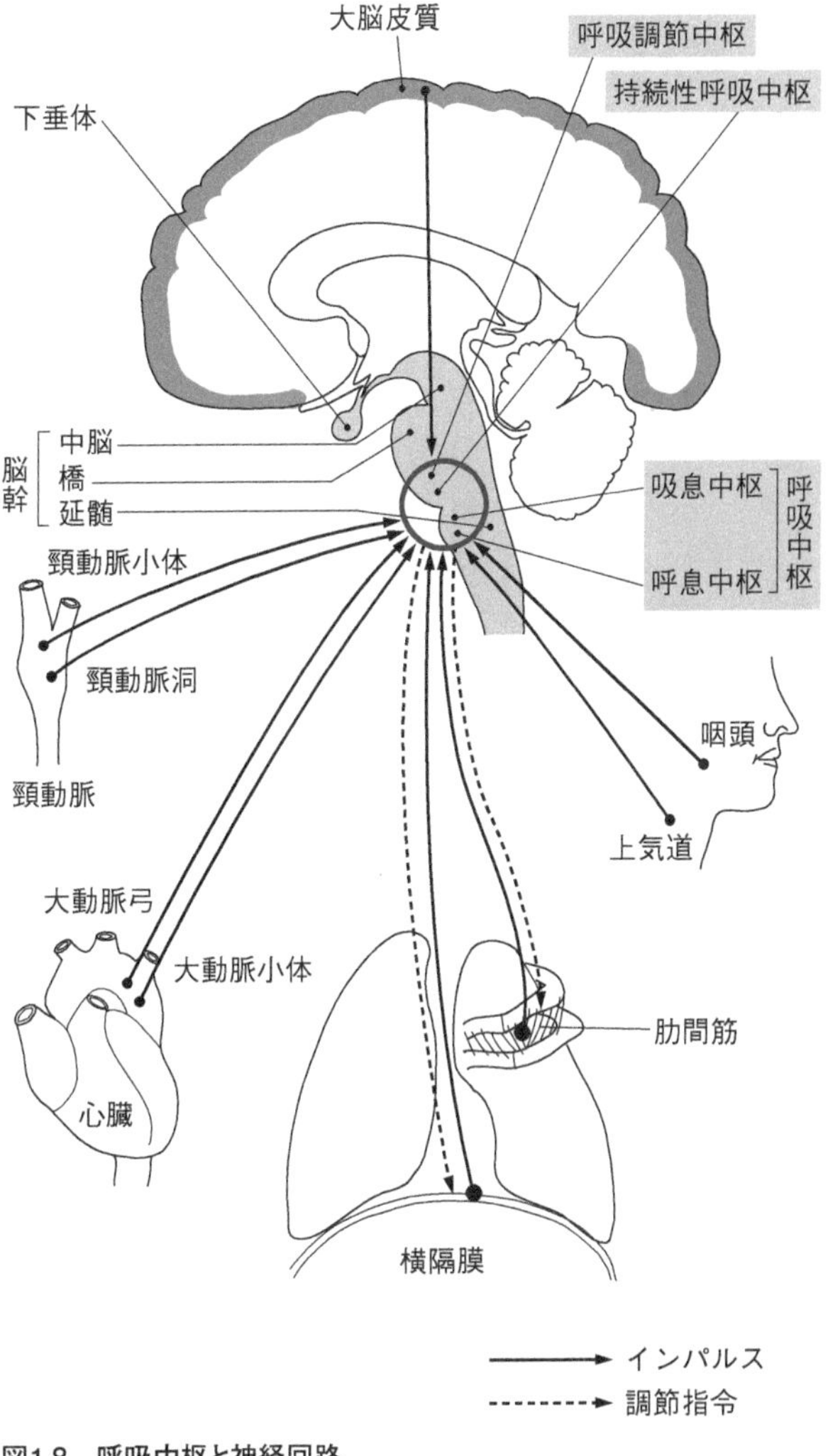

図1.8　呼吸中枢と神経回路

吸息中枢と呼息中枢は拮抗するように働いていますが、どちらかといえば吸息中枢のほうが優っていて、呼息中枢のほうは二次的な働きをしているようです。

無意識に行われる自然呼吸では、吸息によって肺が拡大すると、次に横隔膜や他の呼吸筋が弛緩して呼息へと移ります。そして数秒間呼息が続いて肺が縮小すると、再び吸息へと変わります。この呼吸運動は迷走神経を介して反射的に調節されていて、「ヘーリング・ブロイエル(Hering Breuer)の反射」、あるいは「肺反射」とも呼ばれています。

この運動は呼吸中枢(主に延髄)へとフィードバックされていて、それによって呼吸運動(呼吸の回数や速さ)が過大にならないように吸息と呼息が切り替わっていきます。

肺気腫(肺胞が破壊される病気)の患者の場合、肺は拡張して弾力性がなく、縮小がしにくい状態にあります。そのため呼息が不十分になり、迷走神経による呼吸反射が起こりにくくなって呼息運動の時間ばかりが長くなってしまいます。これとは反対に、肺水腫(プール病)のように胸腔内に水がたまると、吸息時の肺が拡大しにくくなり、迷走神経による呼吸反射が起こりにくくなって、吸息時間が延びてしまいます。

鼻呼吸と口呼吸

無意識のうちに行われる自然呼吸は「鼻呼吸」で、鼻から体外の空気を吸い、鼻から体内の空気を吐き出しています。他方、口で吸い口で吐く「口呼吸」は、激しい運動をしたり、疲労困憊したときなどに現れる呼吸法です。一般に普通の状態では口呼吸は見られません。鼻呼吸が健全な方法であり、口呼吸は特別な状態のときに現れる呼吸法だといえます。睡眠時の呼吸も鼻呼吸であり、反射的に行われ、無意識のうちにコントロールされています。

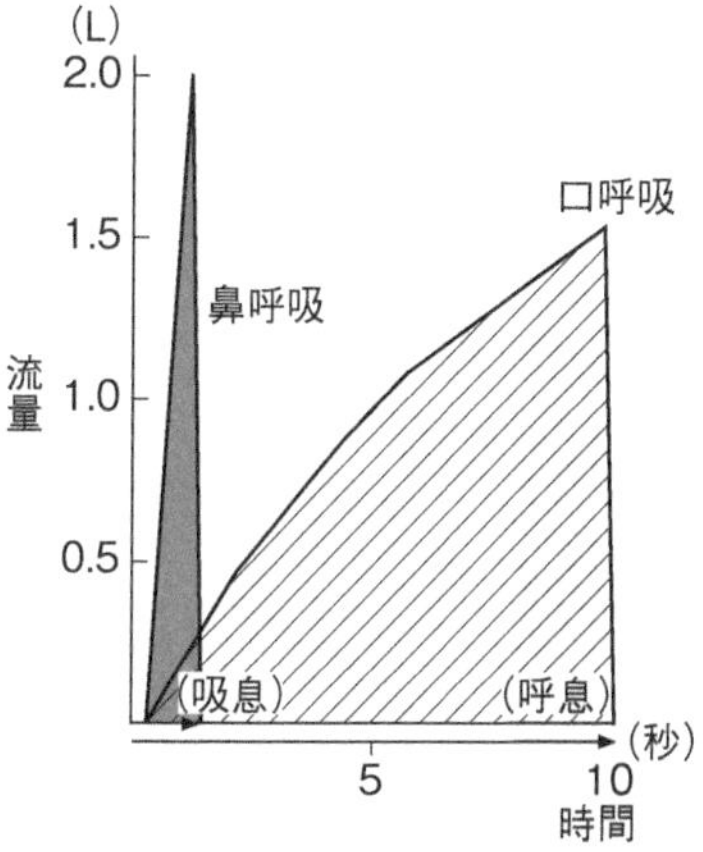

図1.9　鼻呼吸と口呼吸の流量差

鼻呼吸で空気を吸い込む吸息運動の速度と、口呼吸で空気を吐き出す呼息運動の速度の違いを示したのが図1・9です。比較すると、口呼吸が空気の出入流量が多いのがわかります。

鼻呼吸での吸息は、瞬時に気流の速度が増しますが、長続きしません。口による呼息の場合、気流の速度は一気に増えませんが、秒速1・5リットル以上に達するまで漸増し続けます。また、空気の速度ではなく量に着目すると、口呼吸による空気量は鼻呼吸によるそれの約10倍以上にも達します。口腔や喉頭を大きく開けて気道を広くすれば、鼻呼吸より口呼吸のほうがより速い気流速度と流量を得られることは間違いありません。

鼻呼吸の場合、鼻の形状や疾患によって空気の通りが悪くなり、抵抗が大きくなります。いびきが見られるのもそのためです。一方、口呼吸では、声を出したり、歌を歌ったりできるように、抵抗を小さくして空気の通りをよくしています。言い換えれば、鼻呼吸だけで大量の空気の出入りは難しいので、楽な呼吸運動の必要があるときに口呼吸を行うのです。

鼻呼吸は無意識下に行われるのに対して、口呼吸が「意識的な呼吸」といわれるのはそのためです。

呼吸の異常

くしゃみや咳のほか、食物の嚥下《えんか》、しゃっくりなどは呼吸の変形といえます。しゃっくりは横隔膜の痙攣《けいれん》（不随意的痙性収縮）であり、咳やくしゃみは喉頭・鼻腔部の過敏な反射です。

いびきは睡眠中に口呼吸が加わった際に起こる異常音で、もっとも多い原因は咽頭にある軟口蓋の振動です。寝ているときは筋肉が緩んで垂れ下がり、舌も奥のほうに落ち込んでしまいます。このため気道が狭くなって軟口蓋が振動するのです。肥満の人の場合、多くは気道の奥や舌の付け根に脂肪がつき、ふだんから気道が狭くなっているので、よりいびきをかきやすくなっています。

いびきが危険信号となっている病気として、近年「睡眠時無呼吸症候群」が問題になっています。これは軟口蓋によって気道が塞がれ、一時的に無呼吸状態に陥るもので、心臓病や高血圧などさまざまな病気の原因にもなるといわれています。いびきをかいている状態から無呼吸状態になって一時的にいびきが止み、呼吸が止まった状態が続きます。息が苦しくなると大きく吸息することで呼吸が再開し、再びいびきをかく状態が続くのが特徴です。

睡眠時無呼吸症候群の場合、無呼吸状態はときに10秒間以上も続くことがあり、血液中の酸素が欠乏して、循環器系の障害を発症させる危険性を高めます。また、熟睡できないことから、自動車や機器類の運転中に居眠り事故を起こす危険性もあるため、要注意です。

肥満でなくてもいびきをかき、睡眠時無呼吸症状が現れるケースもありますが、その原因については未だ詳しくわかっていません。喉頭や気道にも筋肉は付いているので、それが太ってくることでも呼息が困難になることがあります。健全な人でも、高山では睡眠時に無呼吸が現れることがあり、この場合は一時的に起こしたり、皮膚をさすってあげたりすると正常呼吸に戻る場合があります。

病的な呼吸の例としてはほかに、「チェーン・ストークス型呼吸」が挙げられます。呼吸が小さくなり、やがて無呼吸になって、再び小さな呼吸が始まって序々に大きな呼吸になるという周期的な変化を示すもので、脳出血や腎炎などの病気によって引き起こされます。ちなみに冬眠中のハリネズミは、この周期性呼吸が一般的です。

呼吸機能の異常を調べる場合、医師はまず胸に聴診器を当てて呼吸音を聞きます。すると、呼息のときには音は聞こえませんが、吸息時にはボア、ボアという音が聞こえます。これは外気が気管を通って肺に入り、肺胞が急に拡散するときに摩擦で音が発生しているからです。

気管支から出る音もあります。この音は呼息のとき、空気が気管支の壁にぶつかって生じるものです。とくに呼息が声門を通るときにより強く聞こえ、その音が気管や気管支にも伝わります。これらの音が聞こえるのは正常な状態ですが、一方、問題があって音が聞こえる場合もあります。たとえば肺に空洞があったり、肺炎や結核によって肺が浸潤したりしていると、その部位に聴診器を当てると呼吸音が聞こえます。医師はその呼吸音が正常なものかそうでないかを聞き分け、呼吸系の疾患を調べます。

呼吸を無意識に調整するさまざまなしくみ

呼吸の深さと呼吸数は血液中の炭酸ガス分圧によって影響されます。静脈血の炭酸ガス分圧が増すことで呼吸が促進され、これには呼吸中枢が直接影響しています。また、呼吸は頸動脈洞への刺激によっても促進されます。首の中程にある総頸動脈は、内頸動脈と外頸動脈に分かれていますが、その頸動脈の中に見られるのが頸動脈洞です。頸動脈洞には炭酸ガスを感知する化学受容器があり、血中の炭酸ガスによってこの化学受容器が刺激されると、反射的に呼吸が促進されるのです。

皮膚の温度によっても呼吸中枢は刺激され、体温上昇とともに呼吸運動は速く、深くなります。

体温が上昇し、体熱が放散されると呼吸が促進しますが、これは熱さを感じた皮膚からの反射によるものです。皮膚を叩いたり、さすったり、温めたりすると呼吸は速くなります。

逆に冷水（約28℃以下）に入ると呼吸はゆっくりとなり、瞬間的に息が止まることもあります。修行を積んでいる人は別として、一般の人が何の準備もなく滝に打たれたり、急に冷たい水に浸かったりするのは要注意です。

くしゃみは鼻孔粘膜に何らかの刺激が加わったときに起こります。突発的な深い呼息ともいえます。異物を除くために痙攣的に起こる反射的呼吸でもあります。この反射は三叉《さんさ》神経が興奮することでも起こります。咳も喉頭、気管、気管支に何らかの刺激があって現れるもので、この反射的な咳は上喉頭神経（迷走神経の一部）が支配しています。

飲食物を呑み込む時は呼吸は止まりますが、これは咽頭と喉頭の間が反射的に塞がり、呼吸の通路が一時的に断たれるからです。この反射は舌咽神経が支配しています。

ちなみにお産のとき、赤ん坊が産声をあげ肺によって呼吸し始めるのは、炭酸ガスや外気によって呼吸中枢が刺激されるからです。

意識と呼吸

呼吸は反射的に行われるだけでなく、意識や気持ちによっても変化します。身体のさまざまな動作や、スポーツ、発声、喜怒哀楽などの感情の動き、集中力、筋力発揮などによって変わるほか、意識的に呼吸を止めることもできます。止息時間の記録は15分あまりですが、水中ヨーガでは25分という記録もあります。

声を出すときは、呼吸数、深さ、呼吸パターンなどが変わりますが、概して肺の換気量は増加します。

また、徒競走のスタート時や相撲の仕切り、武道（柔道や剣道など）で技をかけようとするときなどには、すべて呼息の後に息を止めています。相手の動作をうかがうときにも、息をこらして止息するか静かに呼息しています。吸息すると相手にこちらの動きを悟られてしまう危険があるからです。

息を吸うことは相手に悟られるような動作であって、武道などでは古来から呼息が重要視されています。息を吐くことは相手に悟られにくい動作であり、剣道では打ち込む前には息を吸ってはいけないと教えます。柔道でも、技をかけるときは息を吸わないように注意します。

また、ジョギング時の歩数は1回の呼吸につき3～4歩が標準で、動作（足を動かすリズム）によって呼吸が行われます。気功などの動作では、上・下肢の動作が遠位方向（体の中心から離れる方向）へと移動するときに吸息し、求心方向へ戻るときには呼息が強調されます。

より意識的に呼吸を行うことで、運動の効果は大きく変化します。また、呼吸によって自律神経系のバランス調整や精神の安定、心の癒しなど、メンタル面での効果を生み出すことも可能なのです。

次章では、主に自律神経系と呼吸の関係に注目し、自律神経系のバランスを整える呼吸法について検証していきます。

第2章

呼吸で自律神経系を整える

からみあう2つの自律神経系

自律神経系とは何か

自律神経系とは、私たちが意識的にコントロールすることのできない内臓の働きなどを司っている神経系です。私たちの健康状態に深く関わっている神経系といってもよいでしょう。

そして、この自律神経系と呼吸のあいだには強い関係があります。相互に影響を及ぼしあっているのです。そのため、呼吸を変えることで、本来なら意思の及ばない自律神経系を整えることが可能になります。では、どのような呼吸が身体に対してよい効果を引き出すのでしょうか。それを知る前に、まず自律神経系とはどのような神経系なのか、少し詳しく見てみましょう。

人間の体にはりめぐらされている神経系は、脳や脊髄といった中枢神経と、それ以外の末梢神経に分けられます。さらに末梢神経は、体性神経系と自律神経系に分けられます。

体性神経系は、体を動かすために筋肉に指令を出したり、視覚や触覚などの感覚を脳に伝えたりする役割を担っています。とくに前者を運動神経、後者を感覚神経と呼びます。一方、体温や

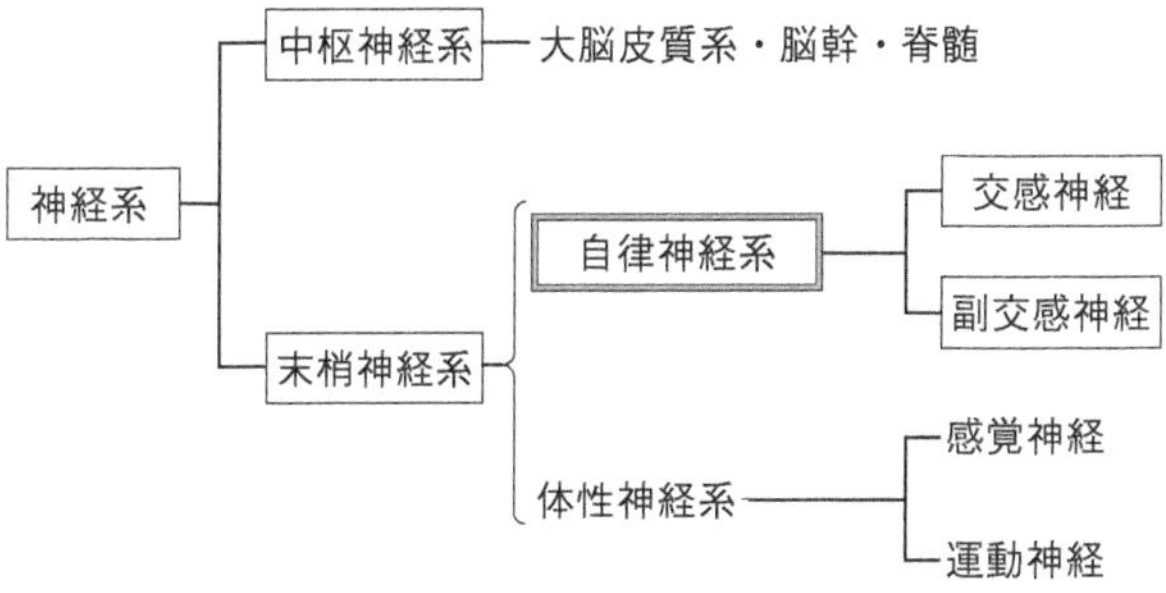

図2.1　全身の神経系から見た自律神経系の位置づけ

血圧を一定に保ち、内臓の働きを調整する働き、言い換えれば、生体の内部環境の恒常性（ホメオスタシス）の維持は無意識のうちに行われていて、この働きを支配しているのが自律神経系です。

運動などの激しい動作をすると、安静時よりも内臓の機能がより活発に働くことが要求されます。心臓の活動が活発になり、肝臓ではグリコーゲン（糖質）の分解が促進されます。これらの機能変化はすべて自律神経系の働きによるものです。

自律神経系は「自律」という名のとおり、私たちが意識的に命令するのではなく、神経系自らの判断によって組織・細胞を支配しています。逆にいえば、生体の諸機能を意思によって変えることは基本的にはできないということでもあります。そのため、自律神経系のことを「不随意神経」とも呼びます。

自律神経系は交感神経と副交感神経という２つの神経に分けられます。この２つの神経は、一方の働きが強まればもう一方が抑制するというように、拮抗するように働いてバランスを保ち、諸機能を調節しています。

自律神経系の最高中枢は間脳の視床下部にありますが、それぞれ神経分節を持っています。交感神経は脊髄の胸部から腰部にかけての神経分節から枝分かれし、副交感神経は脳幹の中脳・橋・延髄、そして脊髄仙部に神経分節があります。

形態学的にいうと、自律神経系の特徴は、中枢神経（脳幹の中脳、橋、延髄）から神経インパルスが出て、必ず神経分節を介して伝達することです。そのため、神経分節は自律神経系の第二の中枢ともいわれます。

緊急事態で働く交感神経

まず交感神経から解説しましょう。交感神経は心臓を興奮させ、心拍数や血圧を上げる働きをします。気持ちが高ぶってドキドキするのも交感神経によるものです。一方、心臓以外の内臓に対しては抑制的に働きます。動きを静める働きです。

交感神経の起点は脊髄の胸髄が中心で、胸椎の下以降の腰椎までに節前神経が存在しています。節前神経とは、神経分節より前（中枢寄り）の神経で、神経分節より先の神経を節後神経と呼びます。呼吸中枢が存在する脳幹部には交感神経の節前神経は見られません。

身体の各部位における交感神経の働きを見てみましょう。

まず頭部を見ると、瞳孔の拡大、粘液性の唾液の分泌などといった顔面の機能を支配しています。皮膚では汗腺、立毛筋、他に肛門、膣などの平滑筋や、血管なども交感神経が支配しています。

内臓については、心臓機能を促進し、平滑筋の弛緩による気管支の拡張、肺動脈の収縮、冠状動脈の拡張などを引き起こします。呼吸運動においては気管支の拡張が大切ですが、心臓とは逆に、交感神経は内臓に対して抑制的に働きます。呼吸器官の働きを活発にさせるのは主に副交感神経です。

交感神経はまた、胃と小腸の働きを抑制します。子宮、膀胱、小腸などの幽門括約筋や回腸、結腸括約筋などを収縮させます。その他、腎臓、睾丸、卵巣などの働きを抑制します。交感神経が活発になると、小腸の動きや排泄の動きは抑えられてしまうわけです。

ストレス説で著名なキャノンが述べているように、交感神経は緊急事態に対応することが多いため、エマージェンシー神経とも呼ばれます。たとえばストレスがかかったときに呼吸運動がゆっくりになるのは緊急事態に備えているからで、これは交感神経の働きによるものです。

緊急事態への対応のために交感神経が促進されると、消化、吸収、排泄などの急を要しない内臓の機能は抑制されます。また、激しい運動などによって疲労困憊したときにも交感神経が働き、とくに胃腸系の働きは抑制されます。消化ホルモンのガストリン分泌が減少し、ストレス性の胃炎が多発する原因にもなります。

他にも、回腸や結腸括約筋などが収縮して便秘になったり、小腸の蠕動《ぜんどう》運動が抑制されて内容物の通過と栄養物の吸収が阻害されてしまうことも起こります。内臓の動きは危急の事態やストレスに影響されやすいことがわかります。

では、どういった状況で交感神経が興奮するのでしょうか。まとめると、次のようになります。

○怒り、悲しみ、羞恥の喜怒哀楽の消極的な精神状態
○身体的なストレスと筋運動
○寒さ・暑さの環境変化
○深呼吸などのゆっくりとした吸息運動
○激しい痛みや皮膚痛感
○体温上昇などの発熱

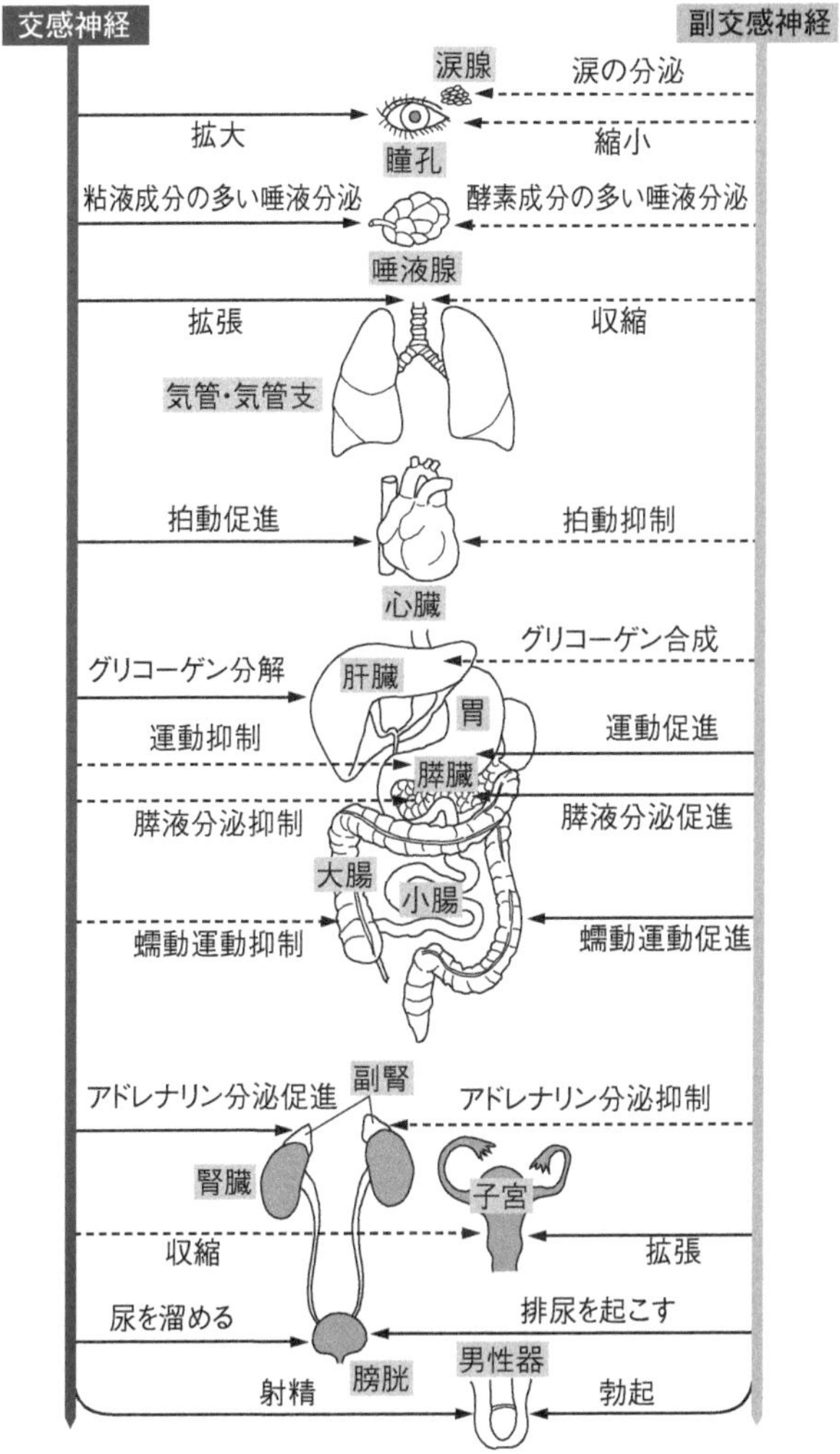

交感神経
副交感神経
涙腺
涙の分泌
拡大
縮小
瞳孔
粘液成分の多い唾液分泌
酵素成分の多い唾液分泌
唾液腺
拡張
収縮
気管・気管支
拍動促進
拍動抑制
心臓
グリコーゲン合成
グリコーゲン分解
肝臓
胃
運動抑制
運動促進
膵臓
膵液分泌抑制
膵液分泌促進
大腸
小腸
蠕動運動抑制
蠕動運動促進
副腎
アドレナリン分泌促進
アドレナリン分泌抑制
腎臓
子宮
収縮
拡張
尿を溜める
排尿を起こす
男性器
射精
膀胱
勃起

図2.2　交感神経と副交感神経の働き

副交感神経の働き

副交感神経は心臓以外の内臓器官の働きを促進させます。したがって、健康状態や体調は副交感神経の活動に非常に大きな影響を受けます。また、主に心臓や呼吸器官を支配する副交感神経を、とくに迷走神経とも呼んでいます。

副交感神経系の中枢は脳幹と脊髄にあり、このうち脳幹部から伸びる副交感神経は、迷走神経となって心臓の洞結節や房室結節のペースメーカーを刺激し、心拍を抑える働きをします。舌咽神経の耳下腺、顔面神経の顎下腺、舌下腺の唾液分泌を促しているのも副交感神経で、眠りの副交感神経は中脳の動眼神経を支配し、眼の毛様体や瞳の縮小にも関与しています。

迷走神経はまた食道から盲腸にわたる食物の消化・吸収器官を支配し、呼吸を促進させたり、腸管の蠕動運動を活発にしたりします。胃のガストリンや膵臓のインスリンの分泌を促し、肝臓、腎臓の働きも促進させます。

一方、脊髄の仙髄から出ている副交感神経は、内臓の動きを活発にさせます。勃起神経や大腸の結腸、直腸など下腹部分の神経を支配し、膀胱の括約筋を弛めて排尿を促したり、陰茎の血管を支配して勃起させたりします。前立腺の周囲筋を収縮させて分泌物を排出する機能も持っています。

副交感神経が活発になると胃や腸管の運動が促進されるのは、交感神経とは逆の働きです。ゆったりとした、楽な気分になり、リラックスした気持ちになると、副交感神経が働き、交感神経は抑制されて働かなくなります。要は精神的な気の持ちようによって、自律神経系のバランスが変わるわけです。これを応用したのが自己暗示や自己催眠を使った自律訓練法と呼ばれる技法で、ストレス緩和や心身症の治療に用いられています。

副交感神経系が働く状態をまとめると、次のようになります。

○喜び、うれしさ、幸せ、充実感の積極的な精神状態
○休息や安静・睡眠をとる
○適温や森林浴などの環境
○腹式呼吸などの深い呼気運動
○内臓の痛み
○体温低下など

自律神経系の特徴

自律神経系は内臓、血管、腺などの器官に分布し、消化、呼吸、生殖、循環、分泌などの調節を自主的に行っています。無意識的にかつ反射的に生命維持に必要な作用を司っているわけです。

自律神経系支配の特徴は、次の5つにまとめられます。

①自律性支配　不随意に内臓諸器官の機能を調節して支配します。

②二重支配　交感神経と副交感神経の二者の支配を同時に受け、両者のバランスによって機能が調節されています。

③拮抗性支配　交感神経系と副交感神経系は、一方がある器官に対して興奮（亢進《こうしん》、促進）的に働けば、他方は沈静・抑制的に働きかけます。たとえば副交感神経は呼吸数や心拍数を低下させますが、交感神経は逆に増加させます。3つの唾液腺に対しては、交感・副交感神経ともに分泌を促進させるように協調的に働きますが、交感神経の場合は粘液に富んだ唾液が分泌し、副交感神経の場合は水分に富んだ唾液が分泌されます。

④相反性支配　交感神経の活動が促進されると、副交感神経の活動が抑制されます。

	交感神経（アドレナリン系）		副交感神経（コリン系）	
	働き	作用	働き	作用
心臓	＋	促進	－	弛緩
心房	＋	伝導速度上昇		
心室	＋	心拍増加、収縮力アップ		
肺	＋	拡張	－	収縮
呼息	－	速く	＋	遅く
吸息	＋	遅く	－	速く
胃・腸				
蠕動運動	－	低下	＋	増加
括約筋	＋	収縮	－	弛緩
膀胱				
排尿筋	－	弛緩	＋	収縮
括約筋	＋	収縮	－	弛緩
尿管				
運動	＋	閉じる	－	開く
血管				
冠状動脈	＋	収縮	－	拡張
骨格筋	＋	収縮	－	拡張
皮膚	＋	収縮	－	拡張
脳	＋	収縮	－	拡張
肺	＋	収縮	－	拡張
腎	＋	収縮	－	拡張
唾液腺	＋	収縮	－	拡張
男性性器	＋	射精	＋	勃起
皮膚				
汗腺	＋	局所分泌		
膵臓				
ランゲルハンス島	－	分泌抑制（インスリン）	＋	分泌促進（インスリン）
唾液腺				
唾液	＋	濃厚・粘稠《ねんちゅう》な分泌	＋	多量・希薄な分泌

表2.1　内臓諸器官の働きと自律神経系の関係

⑤緊張性支配　自律神経系は常時活動し、眠っているあいだでも働いています。

内臓を整える呼吸法

自律神経系と呼吸中枢

自律神経系は不随意神経なので、意識的に直接コントロールすることはできません。頭の中でいくら強く念じても、心拍数を上げたり、腸の蠕動運動を促進したりはできないわけです。しかし、この章の冒頭でも述べたとおり、呼吸は自律神経系と密接に関係しており、呼吸の仕方によって自律神経系の働きを調整することができます。それはなぜでしょうか。

自律神経系のうち副交感神経につながる迷走神経は、延髄・橋から出ていますが、同じ部位に呼吸中枢があるため、両神経間はお互いに強く関連しあっています。具体的には、呼吸運動の中で呼息が強くなると、迷走神経が興奮して呼吸が深まっていきます。逆に、迷走神経に障害がある場合は呼吸は浅くなってしまいます。このように呼吸運動は迷走神経によって影響され、逆に、呼吸運動次第で迷走神経活動をコントロールできるのです。

さて、自律神経系は内臓を動かす筋肉をコントロールすることで、内臓などの器官の働きに影響を与えています。

手を上げたり、足を前に出したりといった関節や骨を動かすときに使われる筋肉を骨格筋といいますが、血管系、気道系、胃腸管系、泌尿生殖系などでは骨格筋とは異なる筋肉が動いています。平滑筋、または内臓筋ともいわれる筋肉です。

平滑筋は消化、吸収、排泄などの蠕動運動や分節運動を司っているほか、消化管、尿管、卵管、血管、膀胱、子宮などの壁をつくっています。腸などの器官で内容物を排出するために短時間のうちに収縮する一方、長時間にわたってその収縮を持続することもできます。平滑筋のエネルギー効率は骨格筋のじつに300倍以上にもなるといわれるほどです。そして重要なのが、平滑筋は自律神経系に支配されている不随意筋であることです。したがって、呼吸の仕方によってその機能が左右されるのです。

吸息が盛んになる、つまりたくさんの空気が激しく取り込まれると、副交感神経が抑制され、交感神経が興奮します。交感神経が活発になると、内臓の働きは抑制されます。反対に呼息運動が盛んになると、副交感神経が興奮し、交感神経が抑制されて、内臓の働きも活発になるのです。
つまり、内臓の働きを促進させるのは副交感神経であり、とくに呼息中心の呼吸法が大切なのです。一呼吸置いたり、ため息をついたり、深く息を出したりなどのやり方によって、副交感神経が活発になり、内臓の働きが促進されます。

呼吸が内臓に与える影響

呼吸が自律神経系を通じて平滑筋にどのように働きかけるのか、その影響を具体的に見ていきましょう。息を吐くことが重要なのですが、具体的には10秒以上の時間をかけることが必要です。ゆっくりと深く多く息を吐くわけです。そして、少しずつ息を吐くことで呼息時間をできるだけ長く延ばすことが大切です。呼息を意識することで副交感神経を活発にさせると、内臓に対しては次のような効果が期待できます。

小腸の動きを調節する
人の小腸の長さは約6メートルもあり、消化管全体の長さの約4分の3を占めています。食べ物は2～4時間かかって小腸を通過しますが、これは小腸の蠕動運動と分節運動によるものです。小腸壁の輪走筋は小さな隣り合った腸組織の分節が時間間隔を置いて動くような分節運動を特徴としていて、その分節運動の収縮と弛緩の運動がリズミカルに波のように肛門のほうへと向かって進んでいきます。この蠕動運動も呼吸の息を吐くことと吸うことの繰り返し（リズム）によって左右されるのです。

十二指腸、空腸、回腸の動きを促進する

分節運動は腸の部位ごとに決まっていて、1分当たりの回数で示すと、十二指腸では約12回、空腸では10～11回、回腸では8～9回も収縮・弛緩し、食べ物と消化液を混和しながら順方向へと進めていきます。この動きも呼息によって促進されます。

結腸の動きが促進され、水の再吸収が盛んになる

糞便に含まれる水分は1日当たり約50～100ミリリットルだけで、水分のほとんどが再吸収されます。再吸収は腎臓の尿細管で行われますが、呼吸によって水分の再吸収が盛んになります。呼息による迷走神経刺激によって、結腸の分節運動が促進されるからです。

内容物の排出を促す小腸などの器官には嚢が形成されていて、内容物が入るとふくらみ、出ていくとへこんで空になります。嚢の内容物を送り出し、排出する作用をしているのは平滑筋です。この動きも自律神経系やホルモンに依存しています。自律神経系は管内の壁内神経を介して作用していますが、副交感神経によって動きが促進され、交感神経で抑制されます。つまり呼息によって促進し、吸息によって抑制されるということです。

自律神経系と神経伝達物質

自律神経系と呼吸の関係をもう少し詳しく見てみましょう。

自律神経系では、節前神経線維と節後神経線維のあいだ（神経分節）、そしてこれらの神経線維と内臓などの器官とのあいだで、化学的な情報伝達が行われています。そこでは体内の化学物質が使われています。

交感神経系の節前神経線維と節後神経線維をつなげる情報伝達物質はアセチルコリン、節後神経線維と内臓などの諸器官とのあいだの伝達物質はノルアドレナリン、またはアドレナリンです。アドレナリン、ノルアドレナリンは、ドーパミンを含めて「カテコールアミン」と総称されます。これらは息を吸うこと（吸息）によって分泌が促進され、また精神的なストレスに対応して副腎からも分泌されます。

これを呼吸の側から見ると、激しい運動によって自律神経系の交感神経が機能亢進し、カテコールアミンの分泌を促して気道を拡張し、肺におけるガス交換を助けるように作用します。

一方、副交感神経においても、迷走神経の節後神経線維の端にはアセチルコリンが含まれています。ただしアセチルコリンの場合は、息を吐くこと（呼息）によって分泌が促されます。

このように、呼吸運動においては結果的に、吸息時にはカテコールアミン、呼息時にはアセチルコリンの分泌が促され、それぞれが交感神経や副交感神経の伝導を担って伝わりやすくします。内臓の働きについていうならば、呼息のアセチルコリンが副交感神経を誘発して活発な動きを促します。

他方これとは逆に、自律神経系の情報伝達を阻害する作用のある化学物質もあります。節前・節後の神経線維についていうと、ニコチンが作用して神経間の情報伝達を遮断すると考えられています。喫煙によるニコチンの摂取は、自律神経系の情報伝達にはマイナスに作用するのです。呼吸によって自律神経系に働きかけ、内臓の調子を整えようと思ったら、喫煙は百害あって一利なしといえそうです。

神経線維間や器官への情報伝達上必要なホルモンの分泌は、精神状態や呼吸そして外的なストレスによって左右されます。

呼吸と自律神経系をつなぐ横隔膜

ユニークな器官、横隔膜のしくみ

前節では、呼吸がその中枢を介して自律神経系に影響を与えることを見てきました。じつは呼吸と自律神経系を結ぶルートはもうひとつあり、その主役がこれから取り上げる横隔膜です。

横隔膜は筋肉が変容した硬膜ですが、筋肉の機能をまだ持っています。しかし横隔膜を司る神経は運動神経ではなく、横隔膜自体は随意的に収縮・伸展させることができません。

その構造を見ると、筋紡錘（骨格筋の緊張状態を感知する紡錘形の小さな感覚器）やゴルジ腱器官（骨格筋と腱の移行部にある、コラーゲン繊維の皮膜に覆われた感覚器）が存在し、それぞれが感覚器官としての働きをしています。

呼吸のために肺や胸腔の容積を変化させるのは、第1章で述べたように、この横隔膜の上下運動が主体です。しかし、横隔膜は随意的に動けないので、その上下運動は腹腔の圧力による物理的な圧力によってコントロールするしかありません。

横隔膜は一番下の肋骨に付着しているので、内肋間筋を収縮させると、テコの原理によって横隔膜が上がり拡大します。そのことで胸腔内圧が増え、息を吐くことができます。反対に外肋間筋を収縮させると外肋間筋が収縮し、横隔膜が縮小して下がり、胸腔内圧が減るために息を吸うことができるわけです。

こうしたポンプ機能に似た、横隔膜の上下運動によって、呼吸運動の呼息が行われます。安静時においては呼息の4分の3は横隔膜の上昇によるともいわれますから、安静時の横隔膜は拡大し上がった状態を保っているようです。

この横隔膜の運動は、胸腔や腹腔の容積変化、すなわちコンプライアンスによっても左右されます。コンプライアンスとは「伸びやすさ」の指標で、肺についていえば、コンプライアンスが高いときは伸展性があり、やわらかいことを意味します。したがって、胸腔や腹腔のコンプライアンスが高いか低いかが横隔膜の上下の動きに影響します。呼吸器系のコンプライアンスは、肺容積の変化を胸腔と腹腔の圧力で割ることで求められます。

肺胞が破壊されて減少する肺気腫疾患では、肺胞内での酸素がヘモグロビンと結合できなくなり、炭酸ガスを排出する機能も失われます。こうした状態でも、横隔膜を上下する運動によって肺内のコンプライアンスが高まり、それによって呼吸による肺胞の酸素・炭酸ガス交換を促進することが可能です。このコンプライアンス変化はわずかなものですが、酸素ボンベを使っている肺気腫などの患者には有効です。

迷走神経を刺激する横隔膜の動き

横隔膜を神経支配している横隔神経は、第3〜5頸椎から出て、胸骨を経て横隔膜にいたっています。しかし横隔神経には通常の体性神経（運動神経と感覚神経）のような神経支配は見られません。たとえば横隔神経の根本である第5頸椎に体表面から刺激を与えても、膝蓋腱《しつがいけん》反射のような反射は横隔膜には起こりません。横隔神経は存在しても、横隔膜を動かす機能はないのです。

しかし、横隔膜が随意的に動かなくても、感覚機能は生きています。横隔膜が拡張して上がると、骨格筋と同じ伸張反射が起こります。伸張反射とは、筋肉が引き伸ばされると、それに対して収縮するような反射が起きることです。伸張反射はストレッチ反射ともいわれます。

ストレッチ反射が起こるためには、横隔膜の中にある伸張受容器である筋紡錘の存在が必要ですが、先にも述べたように、横隔膜は硬膜であってもしっかりと筋紡錘が存在します。さらに横

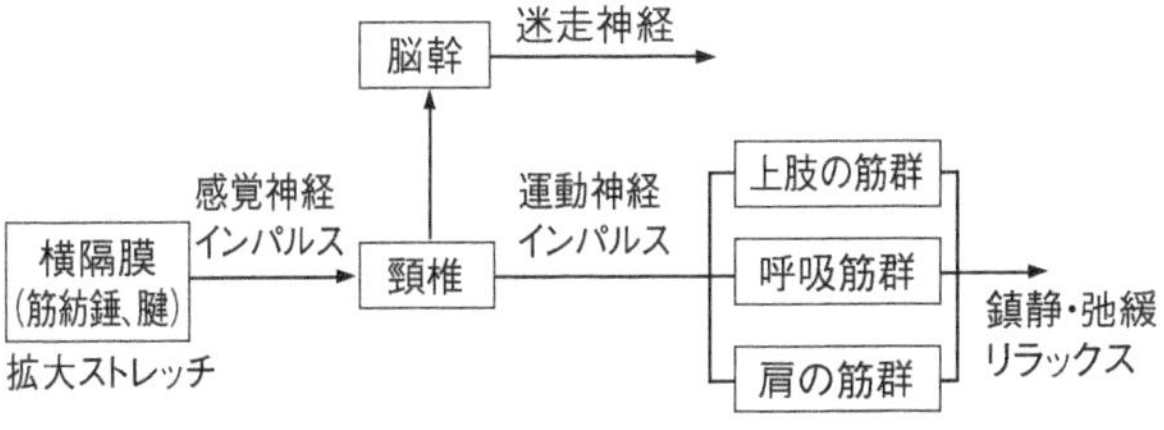

図2.3　横隔膜ストレッチによるリラックス効果

隔膜の左右の端は一番下の肋骨と腱結合しており、そこにはもうひとつの感覚器官であるゴルジ腱器官もあります。

こうした筋紡錘と腱器官の存在は、伸張反射を引き起こす要因になり、骨格筋と同じようなストレッチ反射が起こるのです。そのしくみを詳しく見てみましょう。

横隔膜が拡大されること（ストレッチ）によって、筋紡錘内の感覚神経が興奮し、その信号が第5頸椎へ達します。すると、頸椎内の神経信号は体幹部の呼吸筋群（僧帽筋、腹直筋、肋間筋など）をリラックスさせる信号となってコントロールします。これが横隔膜のストレッチ効果であって、胸部の周辺の呼吸筋群がリラックスするということはすなわち弛緩することで、呼吸運動としては息を吐くことになります。

横隔膜が拡大して上がると、それを縮小して下げようとする反射が出ると同時に、呼息から吸息へと切り換えようとする動きにつながるのです。さらには、頸椎を経由して延髄の呼吸中枢を刺激し、迷走神経を興奮させる効果も現れます。このため、意識的に深く息を吐くことによって、横隔膜のストレッチ反射効果を高めるとともに、脳幹部の迷走神経の働きをより活発にすることができるわけです。

ストレスをやわらげる呼吸法

ストレスと心拍リズム

交感神経と副交感神経の働きは、精神状態にも影響します。呼吸、とくに吐く息を大切にすることは、両神経のバランスを整え、ストレス状態を改善し、心臓にもよい影響を与えることがわかっています。

ストレスとは、心身にストレスの原因となる刺激（ストレッサー）が加わることで、精神的、身体的に何らかの影響が出てくることをいいます。ストレスから自律神経系に悪影響を及ぼすこともあれば、自律神経系のアンバランスや乱れがストレッサーとなって逆に心身症状が出てくることもあります。

また、ストレスによって心臓の働き、拍動リズムにも影響が現れます。逆にいえば、拍動リズムを見ることで、ストレスの度合い、ひいては自律神経系の状態を知ることができます。その評価のひとつの基準となるのが、心拍間隔の変動係数です。

これまでは健康な状態における心拍間隔は一定だと考えられてきました。皆さんも健康診断などで心電図をとった経験があると思いますが、心電図に現れる波の1サイクルが心臓の1拍動に相当し、「RR間隔」と呼んでいます。

このRR間隔ですが、拍動ごとに変動したりすると、昔は単純に不整脈とみなされていました。しかしRR間隔をより詳しく測定してみたところ、健康状態であってもRR間隔はミリセカンド単位、すなわち1000分の1秒単位でわずかずつ変化し、ばらついていることがわかりました。そして研究の結果、この変動の出現は、自律神経系の交感神経と副交感神経によって心臓がバランスよく神経支配されていることを示していることがわかってきたのです。

この変動具合を表すため、RR間隔の「変動係数」と呼ばれる指標が用いられ、次の計算式で算出されます。

変動係数（％）＝1分間の心拍間隔の標準誤差／1分間の心拍間隔の平均値×100

標準誤差とは、簡単にいうと各心拍間隔の平均値からのズレを平均したものです。したがって変動係数とは、心拍間隔がほんのわずかですが、どれくらいの幅で短くなったり長くなったりするかを表しています。たとえば、平均して1秒間に1回拍動する人（心拍数60）の心拍間隔が、あるときは0・9秒、あるときは1・1秒、またあるときは0・8秒と変動して、その変動幅（平均値である1秒からのズレ）が平均して0・1秒だとすると、この人の変動係数は10％ということになります。

そしてこの変動係数ですが、値が大きいほど副交感神経が交感神経よりも活発に働いていることを示し、気分が落ち着き安定していることが、これまでの研究からわかっています（図2・4）。

副交感神経が優位に働くと、変動係数は7〜8％以上にも増加します。さらに2桁に達する大きな変動係数は、自律神経系システムの副交感神経の優位を表し、ノンストレス状態を示す指標となります。

逆に、気分が高揚し、交感神経が興奮した状態では心拍は速く、心拍間隔の時間は一定に向か

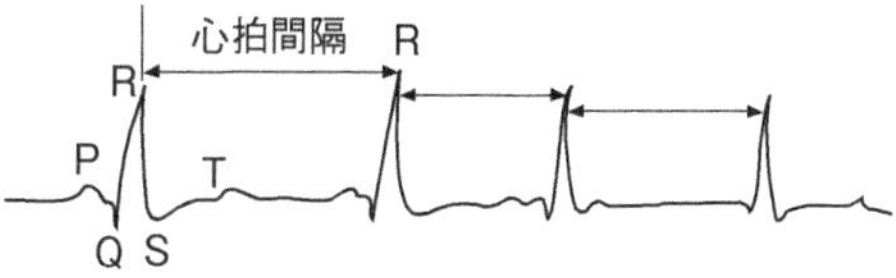

心電図に現れる波形
P～Tはそれぞれ波形の特徴的な部分を表す記号で
一般にRから次のRまでのRR間隔を心拍間隔とする。

年代	ストレスが溜まっていて、イライラして不安定な状態	自律神経バランスがとれて、リラックスして落ち着いている状態
20歳代	7.19%以下	8.71%以上
30歳代	5.59%以下	7.11%以上
40歳代	4.49%以下	6.01%以上
50歳代	3.49%以下	5.01%以上
60歳代	2.49%以下	4.01%以上

図2.4　心電図RR間隔と年代別の変動係数
リラックスしているときほど変動係数は高く、また加齢とともに変動係数は小さくなります。

い、変化が見られなくなります。しかし、交感神経を抑制する薬（βブロッカー）を投与すると、血圧が下がり、心臓の拍動も落ち着いてきます。この状態での心拍間隔を測定するとばらつき（変動）が現れ、変動係数が大きくなります。交感神経の働きが少なくなっていることを示しているのです。

20秒間息を吐き続けるとストレス激減

著者の実験では、20秒間息を吐き続けるとRR間隔の変動係数が著しく上昇し、男性の場合、安静時の8％から11・2％へと3・2ポイントもアップしました。しかも10％を超えているので副交感神経が優位となり、自律神経系のバランスがノンストレスの状態になっていることも示しています。

実験では換気量を同じ1500ミリリットルに固定しているので、呼息時間が長くなるとそれだけ吐き出す量は少量ずつになります。この実験により、息を吐く時間を長くすることで副交感神経が活発に働き、とくに呼息時間の持続によって副交感神経が働くことが示されました（図2・5）。

富山県の健康祭りにおける参加者350人による調査においても、同じ実験結果が出ていま

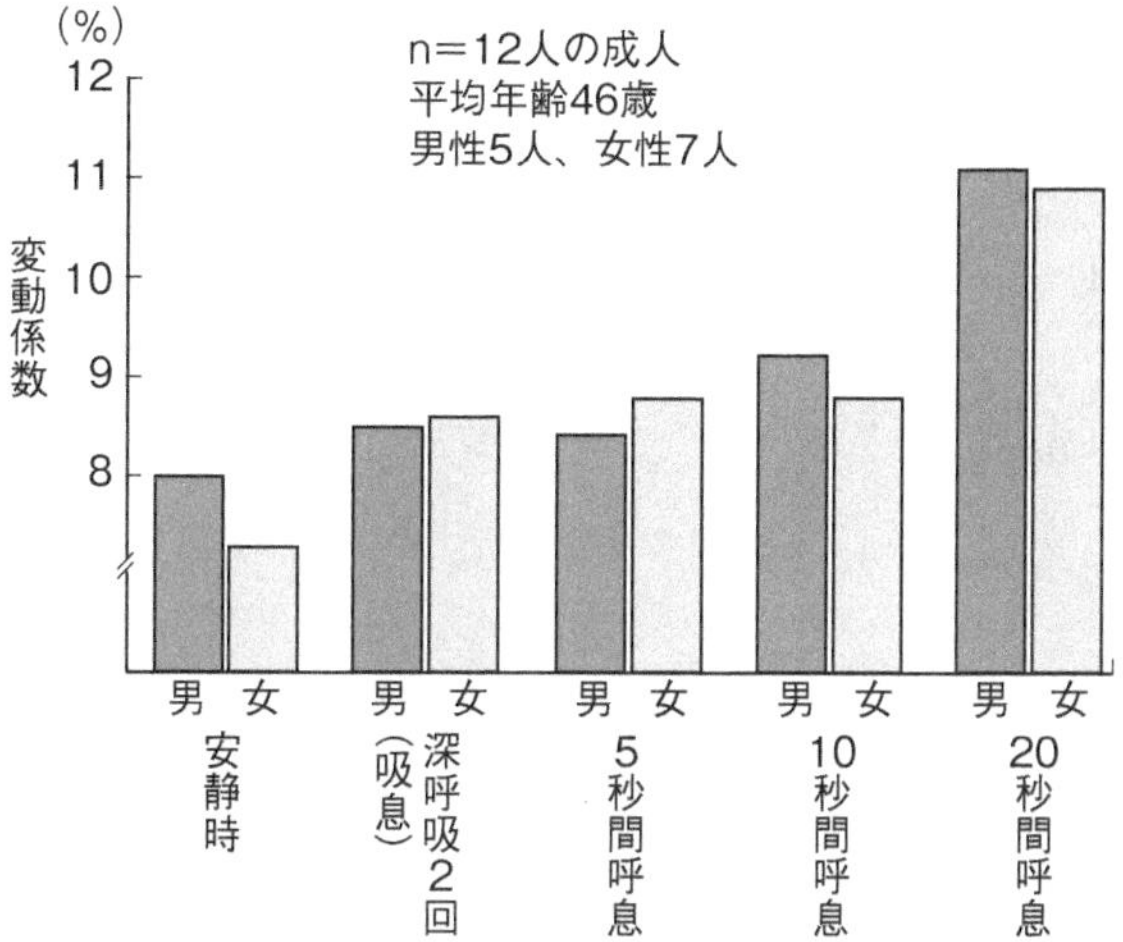

図2.5　呼息持続時間の違いで見たRR間隔の変動係数

す。深呼吸中心の吸息よりも呼息を強調した呼吸法が、自律神経系のバランスを整えるのに役立つことが証明されたといえます。健康祭りの参加者が最初に変動係数を計測すると、平均4・2％であった値は、10秒間の呼息を2回行うことで平均5・4％になり、副交感神経活動が活発になったことを示しました。

呼吸数と心拍間隔について行った実験もあります。自律神経系の活動と呼吸の関係がよくわかるのでこちらも紹介しておきましょう。この実験では、RR間隔の変化を周波数分析し、それによって呼吸数と自律神経系活動との関係について調べています。

呼吸数を1分間当たり24回以下に抑えた場合と25回以上にした場合、そして自然呼吸の3つの状態を設定し、自転車をこいでもらいながら（自転車回転運動の負荷）、呼吸数ごとに心電図を検査しました。同じ運動を行った場合に、呼吸数によってどれだけ自律神経系活動が影響されるかを見るためです。自転車運動は60〜80ワットの負荷量（街中で自転車をこぐ程度）で、自転車回転数は1分間に50〜60回転。運動強度は約5メッツと軽いものでした（メッツの尺度については第3章を参照）。

その結果、呼吸数を24回以下に抑えたときに、心電図のRR間隔の変動が大きくなり、心臓の興奮が抑えられ、副交感神経が活発になったことを示しました。グラフでは、交感神経の活動が減り、副交感神経の活動が活発になっていることがわかります。他方、呼吸数25回以上では、RR間隔の変動が少なくなり、心臓の興奮状態が高まり交感神経が活発になったことを示しました。自然呼吸では、呼吸数を24回以下に抑えた場合よりも高値を示しましたが、それでも副交感神経の促進がみられました（図2・6、図2・7）。心臓の動きと呼吸数は深い関係があり、自律神経系活動に影響を与えていることがわかります。

この実験から、呼吸数を運動中に調節することで、自律神経系活動に差が出ることがわかります。運動中であっても、ゆっくりとした呼吸をすることで、副交感神経の働きが促進され、呼吸数が直接に自律神経系に影響するのです。これが運動と呼吸によるリラックス効果です。

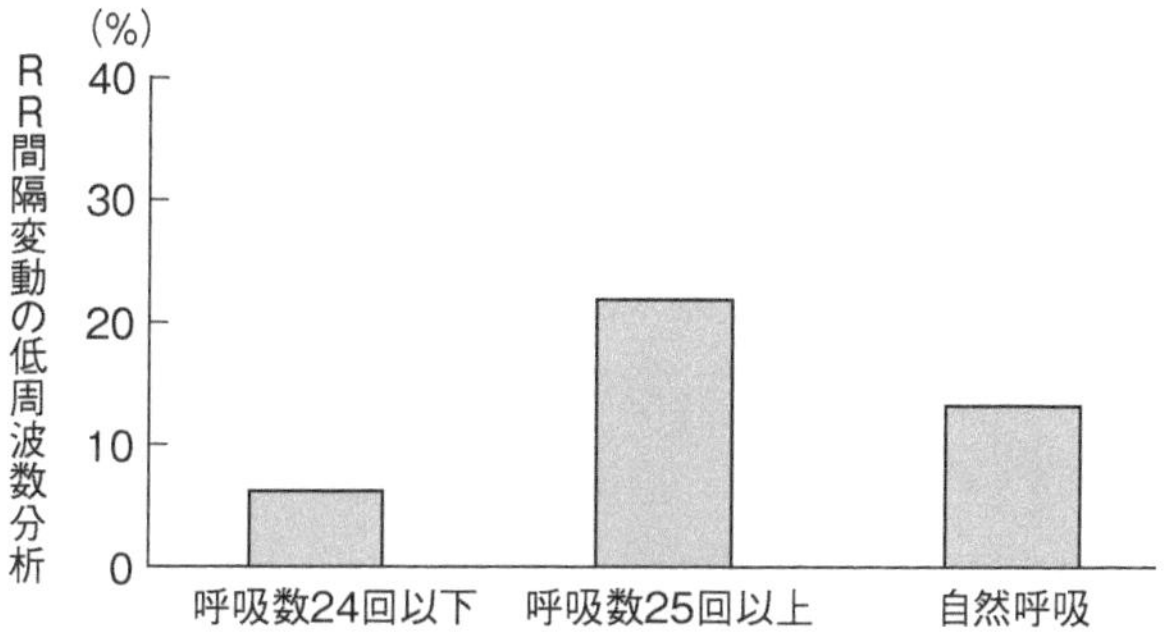

図2.6　呼吸数の違いによる交感神経活動の変化
呼吸数24回以下では交感神経の活動が抑えられ、呼吸数25回以上で逆に活発に働いていることがわかります。

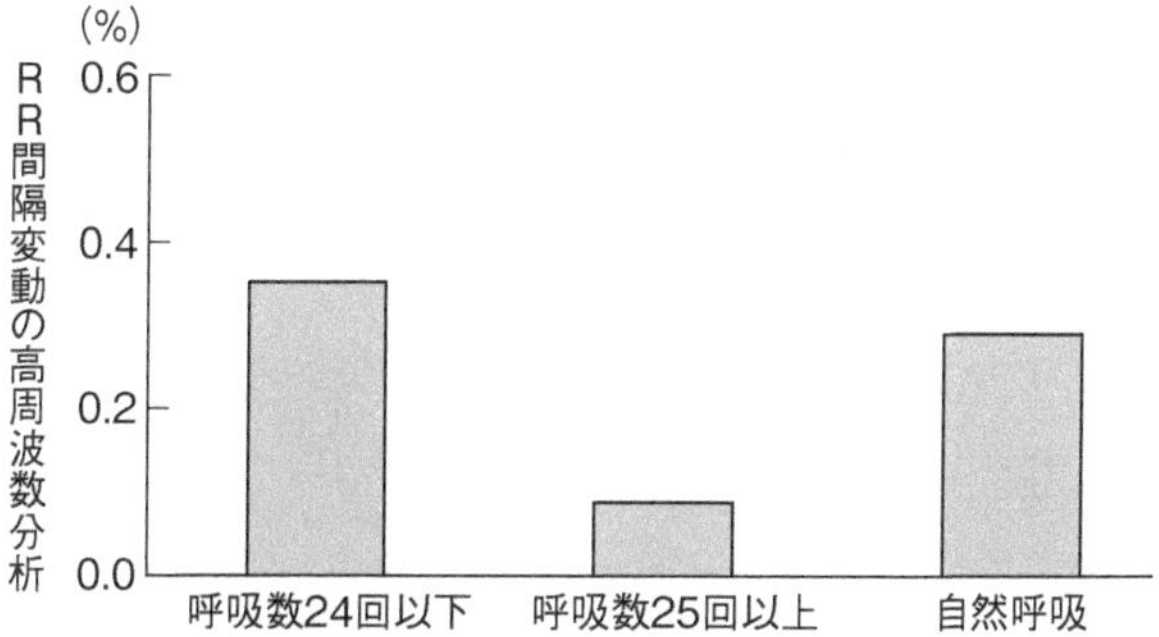

図2.7　呼吸数の違いによる副交感神経活動の変化
呼吸数24回以下では副交感神経の活動が活発になり、呼吸数25回以上では抑えられていることがわかります。図2.6、図2.7とも縦軸の値はRR間隔の変動を周波数分析したもので、いずれも値が高いほど活動の度合いが高いことを示します。

加齢による衰えを腹式呼吸で補う

加齢とともに心電図のRR間隔の変動係数は低下し、60歳から70歳代以上になると2～3％の値になります。これは心臓の働きを支配している自律神経系のバランス機能が加齢とともに低下することを示しますが、このことと糖尿病や認知症との関連についても研究されています。

たとえば糖尿病患者や認知症の高齢者の心拍間隔を調べると、変動係数は1～2％の低い値を示します。また、自律神経系の失調症の患者の変動係数も、同じような値を示すことが多いのです。

若い人だと、強めの有酸素運動をすると変動係数が下がりますが、年をとったり、病気を患ったりしているとそれだけで変動係数を下げることになります。そういう人たちにすすめられるのが、おしゃべりをしたり歌を歌ったりして息を吐くことです。これらは適度な腹式呼吸をともなう運動のかわりになり、副交感神経に働きかけるからです。

著者の行った実験では、一般の健常者が歌を歌って褒めてもらうと、心拍間隔の変動係数が10％近くに増加しました。ここでは皆に褒めてもらう、というのがミソで、それによってさらに副交感神経が活発になり、ストレス解消につながったと考えてよいでしょう。さらに第4章で述べる腹式呼吸の極意ともいえる丹田呼吸の熟練者になると、同じ実験で変動係数が13％以上にも達しました。

高齢になるほど腹式呼吸が難しくなり、自律神経系のバランスが悪くなりがちです。歌唱を練習したり、若い頃から横隔膜の伸展・収縮を繰り返す丹田呼吸の練習に努めることで、自律神経系のバランスの悪化を防ぎ、ひいては老化を防ぐことにつながると考えられます。

第3章

呼吸で体はここまで変わる

有酸素運動の重要性

有酸素運動と無酸素運動

前章では、呼吸によって自律神経系のバランスが整えられ、内臓の働きをよくするほか、ストレスの解消、精神の安定にもよい影響を与えることを見てきました。

その呼吸と大きく関係しているのがスポーツ（運動）です。

運動には2種類あり、たとえば走る運動でも、マラソンのように一定の呼吸で長時間パワーを発揮し続けるような持久力型のものもあれば、100メートル走のように瞬間的に最大のパワーを出す瞬発力型のものもあります。持久力型のスポーツを有酸素運動（エアロビクス）、瞬発力型のスポーツを無酸素運動（アネロビクス）といいます。

有酸素運動は、酸素を十分に身体に取り入れると同時に炭酸ガスを十分に排出する身体運動です。有酸素運動を強度、頻度、時間に注意して適切に行えば、身体の代謝を促進し、若々しさを保つと同時に老化を予防する作用があります。さらには精神的な健康づくりに役立ち、ストレス解消の一手段ともなります。しかし一方では、激しい有酸素運動には活性酸素の発生や疲労というマイナスの側面もあります。

そこでこの章では、有酸素運動の効果と呼吸の関係について考察していきます。

酸素は生命の燃料

第1章で述べたように、酸素や炭酸ガスは分圧（濃度）の高いほうから低いほうへと向かって移動します。肺胞に取り入れられた酸素は、酸素分圧の差によって血液中に取り込まれ、血液中の酸素はヘモグロビン（血色素）と結合して酸化ヘモグロビンとなって各組織に運ばれます。同様に、血液中の炭酸ガスも分圧差によって肺胞内に放出されます。

肺でのこうしたガス交換（外呼吸）は、呼息と吸息の分圧差によってスムーズに行われます。それぞれの吸息、呼息での分圧を見ると、酸素は吸息の158ミリHgに対して呼息が116ミリHg（42ミリHgの分圧差）、炭酸ガスは吸息の0・3ミリHgに対して呼息が32ミリHg（31・7ミリHgの分圧差）で、これらの分圧差によって移動が起こるのです（表3・1）。

吸息中の空気には酸素が21％の組成で含まれますが、ガス交換によって呼息中では16％に減少し、他方、炭酸ガスは吸息中の0・04％から呼息中では4％に増加します。

	容積（%）		分圧（mmHg）	
	吸息	呼息	吸息	呼息
酸素（O_2）	21	16	158	116
炭酸ガス（CO_2）	0.03	4	0.3	32
窒素（N_2）	79	79	596	565
水蒸気	—	—	6	47
計	100	99	760	760

表3.1　吸う息と吐く息での酸素と炭酸ガス分圧差

	分圧（mmHg）		
	肺胞気	動脈血	静脈血
酸素（O_2）	100	95	40
炭酸ガス（CO_2）	40	40	46
窒素（N_2）	573	573	573
水蒸気	47	47	47
計	760	755	706

表3.2　動脈血と静脈血での酸素と炭酸ガス分圧差

各組織におけるガス交換（内呼吸）は、動脈血と組織内のガス分圧差によって行われます。酸素の分圧は動脈血中で72〜100ミリHg、組織では0〜20ミリHg。この約50〜100ミリHgの分圧差によって血液から組織へと移動するのです。

炭酸ガスは組織中の分圧（40〜70ミリHg）と静脈血中の分圧（40ミリHg）の約0〜30ミリHgの分圧差によって、組織から血液へと移動します。炭酸ガスの70％は水と反応して炭酸水素イオン（HCO_3^-）となり、静脈血によって肺に運ばれ、肺で再び炭酸ガスの形になって呼息として吐き出されます。

酸素が体内の組織に必要なのは、それが人のエネルギー（ＡＴＰ）をつくる燃料になるからです。酸素燃焼によるエネルギーを十分に発生させるためには、酸素の供給とガス交換がスムーズに行われることが大切で、そのためには有酸素運動がとても適しているのです。

血液をアルカリ性に保つ呼吸法

血液に乗って酸素が運ばれるしくみ

空気中に含まれる酸素の量は21％（酸素分圧で１５８㎜Hg）ですが、動脈血中のガスの酸素構成比は男性で19％、女性で17％です。そのうち約０・２５％は血液内の血漿《けっしょう》に含まれますが、残りはすべて血球中に含まれ、血液へモグロビンと化学的に結合した酸化へモグロビンとして存在します。血漿は血液の液体成分なので、組織や細胞に酸素を受け渡しできません。

ヘモグロビンが酸素と結合するのは鉄を含有しているからで、1分子の酸素は1原子の鉄と結びついています。ヘモグロビンはグロビンと鉄を含む有機色素ヘムとの複合体で、還元鉄を0・336%含んでいます。血液100ミリリットル中には鉄が50ミリグラムほど含まれているので、全身の血液中には2・5グラムの鉄が存在することになります。

ヘモグロビン1グラムは酸素1・34ミリリットルと結合することがわかっており、したがって血液100ミリリットル中に、男性では約20ミリリットル、女性では約18ミリリットルの酸素が含有されていることになります。この量を酸素容量と呼び、血液が含む酸素の最大量を示します。

この酸素容量の男女差は、血液中の赤血球数の差によるものです。赤血球1個当たりのヘモグロビン量には男女差は見られませんが、血液1立方ミリメートル当たりの赤血球の数は、男性では500万個、女性では450万個と差があります。また、高齢になると赤血球数は男女ともに300万～400万個に減り、ヘモグロビンの含有量も14～18%の値が11～12%に減ります。

ヘモグロビンが酸素と結合する割合は、酸素分圧によって異なり、また温度や炭酸ガス分圧によっても変わります。血液に含まれる酸素の何%がヘモグロビンと結合しているかを表した値を酸素飽和度といいます。図3・1は条件ごとに酸素飽和度がどのように変わるかを示したグラフ

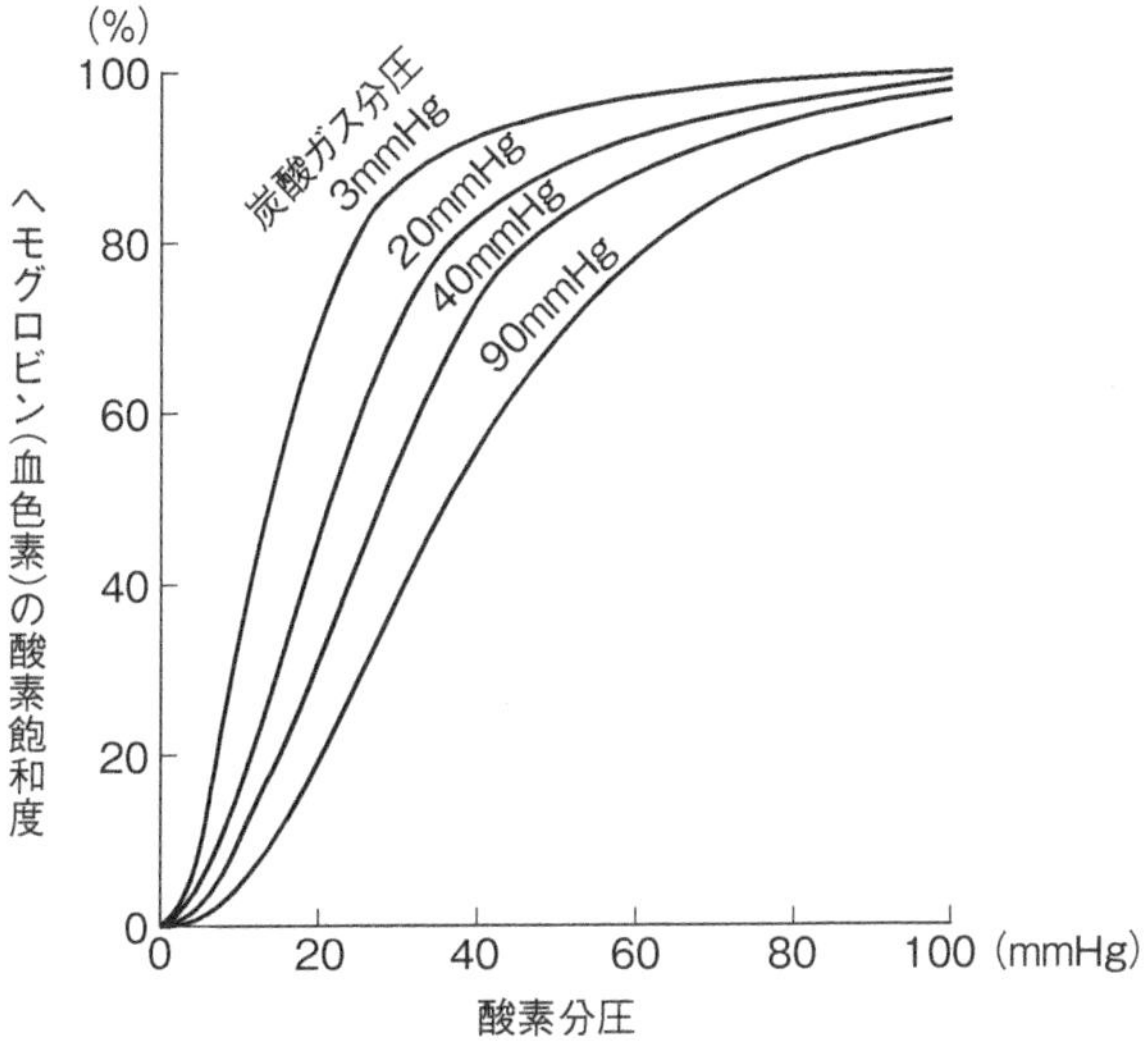

図3.1　酸素解離曲線
炭酸ガス分圧の違いによるヘモグロビンの酸素飽和度の変化。炭酸ガスが多いほど、酸素はヘモグロビンと結合しにくくなることがわかります。

（酸素解離曲線）です。炭酸ガス分圧が高いと、同じ酸素分圧でもヘモグロビンと結合する割合が減ってしまうのがわかります。また酸素飽和度は一定の割合で増減するのではなく、酸素分圧がある値より低くなると急激に減っていくことも示しています。

動脈血では、酸素分圧が95ミリHg、炭酸ガス分圧が40ミリHgなので、ヘモグロビンは94～98％の酸素と結合しています。ところが、血液内の酸素分圧が40ミリHgに下がると飽和度は低下し、酸素の解離が進んで多くの酸素を手放します。同時に炭酸ガスが増えてその分圧が上昇するため、酸化ヘモグロビンから酸素がより多く解離しやすくなり、酸素と結合していない還元ヘモグロビンとなります。

静脈血では酸素分圧は40ミリHgに下がり、逆に炭酸ガス分圧は46ミリHgに増え、血液のヘモグロビン量の約70％のみが酸素で飽和され、残りの約30％の血液は還元ヘモグロビンとなり酸素を手放します。

毛細血管内の酸素分圧も約40ミリHgぐらいまで低下しているので、このようにして手放された酸素が組織に供給されるわけです。このとき血液１００ミリリットル当たり酸素5ミリリットルほどが毛細血管から組織に供給され、その結果、さらに炭酸ガス分圧が上昇し、酸素の解離が進んでいきます。

酸素を組織・細胞に受け渡すためには、酸素分圧だけでなく、炭酸ガス分圧が影響します。炭酸ガス分圧が上昇すると、酸素が組織に供給される量は多くなるというしくみなのです。

有酸素運動と酸素飽和度

前述のように、動脈血の酸化ヘモグロビンは完全には酸素が飽和されておらず、75～１００ミリHgで94～98％の飽和度が一般的です。しかし、高地トレーニングなどを重ねていくと、肺胞において酸素・炭酸ガス交換がスムーズに早く行われるようになり、結合割合が100%近くに高まります。

また、血液が全身を循環し、毛細血管で100ミリリットルの血液中5ミリリットルの酸素を受け渡しても、血液中には12〜14ミリリットルの酸素が残ります。このときの飽和度は65〜75%で、まだ35〜40ミリHgの酸素分圧を持っていることになります。

有酸素運動を行っていると、次々と組織で酸素が消費され、酸素飽和度が約30%以下に低下し、酸素分圧も約10ミリHgにまで減少します。それだけ体内に取り込んだ酸素を効率よく血液から組織へと送ることができるわけです。

酸素消費量だけを考えると、わざわざ高地トレーニングなどをしなくても、酸素濃度の高い空気を吸えばより効率が上がるようにも思えます。しかし、実際はそうではありません。激しい運動の後に酸素吸入器を用いる場合がありますが、動脈血の酸素はわずかに増えるにすぎません。また、高地トレーニングによる酸素飽和度の上昇も、環境変化による一時的な適応にすぎず、低地に下りるとほどなくして元に戻ってしまいます。それに比べれば、日頃から有酸素運動を行うほうがよほど有効だといえます。有酸素運動を継続しておけば、ヘモグロビンの酸素飽和度が高まり、組織での酸素消費も高まってきます。

ただし、酸素吸入が有効な人もいます。肺炎や肺浸潤など呼吸器の病気や肺のうっ血、あるいは心疾患などがあると、動脈血の酸素飽和度が低下します。また、一酸化炭素中毒の場合にも酸素飽和度は低下します。こうした人に対しては、十分に酸素を組織内に取り入れるための酸素吸入は治療として有効です。

有酸素運動には、酸素の供給だけでなく、炭酸ガスの排出の効率を高める効果もあります。血液中に炭酸ガスが吸収されると、水分と化学反応を起こして水素イオンと炭酸水素イオンに変わります。炭酸水素イオンは、赤血球内ではカリウムイオンと結合しますが、血漿中ではナトリウムイオンと結びついて重炭酸塩となります。炭酸ガスの大半はこの重炭酸塩の形で存在しています。安静時の静脈血では、血液１００ミリリットルにつき３・１～３・４ミリリットルの炭酸ガスを含んでいます。

ヘモグロビンがどれだけ多くの炭酸ガスと結合するかは、酸素と結合している酸化ヘモグロビンと、酸素を手放した還元ヘモグロビンとでは異なります。還元ヘモグロビンのほうが炭酸ガスと結合しやすく、血液中で酸素を解離すると還元ヘモグロビンが増えるので、それだけ炭酸ガスと結合しやすくなります。つまり静脈血は動脈血よりも多くの炭酸ガスを含むことができ、静脈血中の炭酸ガス量はスポーツを行うと65ミリHg分圧にまで上昇します。

血液は肺を循環するとき、還元ヘモグロビンが肺胞内から酸素を取り入れて酸化ヘモグロビンとなるため、血液の炭酸ガス結合能力は低下し、炭酸ガスを排出する能力が高まります。肺で循環したあとは、炭酸ガス分圧は約40ミリHgとなります。有酸素運動で酸素を取り入れるほど、呼息において炭酸ガスが効率よく排出されるしくみなのです。

呼吸で血液のpHを適正に保つ

呼吸は血液中のアルカリ性と酸性のバランス（pH）にも大きな影響を与えています。pHの値は7を中性とし、高くなるとアルカリ性、低くなると酸性を表します。

血液中の炭酸ガスは約4分の1が赤血球中に、残りの4分の3が血漿中に含まれています。血漿中の炭酸ガス量のほとんどは前述のとおり重炭酸塩の形をとっていますが、この重炭酸塩は血液をアルカリ性（pH値約7・3）に保つ役目をしています。

炭酸ガスが血液に吸収されると炭酸が生じて水素イオンと炭酸水素イオンに分かれますが、このとき、炭酸ガスに対する炭酸水素イオンの割合がpHを左右するのです。血液中の炭酸水素イオンがアルカリ性を示し、炭酸ガスからの変換を必要とします。

通常、血液のpHは7・3〜7・5の範囲を示しますが、炭酸水素イオンが減少すると、酸性

(アシドーシス)になります。たとえば炭酸ガスを多く吸入し、肺の換気能力が阻害されて肺胞の炭酸ガス分圧が上昇したときなどに、酸性に傾くのです。激しい運動をして酸素不足になるとアシドーシスになります。血液pHが6・8まで低くなると大脳皮質が麻痺して昏睡状態に陥ったり、呼吸中枢が麻痺したりします。

有酸素運動で酸素を十分に血液中に取り入れて酸素分圧を高めると、血液中の炭酸水素イオンを高めることになります。炭酸水素イオンを高めておくことは、血液のpH値を保つうえでも有効といえます。

「呼吸商」でわかるカロリー消費

糖質と脂肪の燃焼の違い

酸素は組織・細胞に取り込まれて、主にミトコンドリアにおいてATPをつくるために使われ、炭酸ガスと水が発生します(詳しくは次節)。この過程において、使われた酸素量と燃焼して発生した炭酸ガス量との比を「呼吸商」と呼びます。

成人男子の安静時の肺では、毎分平均約310ミリリットルの酸素が摂取され、毎分平均約260ミリリットルの炭酸ガスが排出されています。吸息量と呼息量を比べると、毎分約50ミリリットルだけ呼息量が少なくなっているわけです。

安静時、血液は組織・細胞で100ミリリットル中4〜5ミリリットルの炭酸ガスを取り込み、肺胞で排出する一方で、5ミリリットルの酸素を肺胞で取り込んで組織に送り込みます。炭酸ガスと酸素の吸入と排出の割合は、炭酸ガス4〜5ミリリットルに対して酸素5ミリリットルなので、呼吸商の値は0・8〜1・0になります。

呼吸商は体内で燃焼される物質、すなわち栄養素ごとに値が異なり、その差はエネルギーの燃焼効率の差を示しています。

糖質は無酸素的にも有酸素的にも燃焼・分解されてATPを産生しますが、糖質の中でも主な燃焼源はブドウ糖です。ブドウ糖は脳のエネルギー源として重要であるだけでなく、ふだんの生活動作のエネルギー源としても大切です。糖質の燃焼過程では、使われる酸素と排出される炭酸ガスの量が等しいので、呼吸商は1・0となります。

一方、脂肪（脂質）を燃焼させるには、その前に必ず糖質が一定程度分解されていることが必要です。したがって、短時間の有酸素運動であれば、脂肪は燃焼せずに糖質だけが燃焼します。脂肪燃焼を目的とするなら、かなり長時間の有酸素運動が必要となるわけです。

ところが、長距離走のように長時間の運動を続けると酸素不足になりがちです。その結果、無酸素性の解糖が進んで血液pHが酸性に傾いてしまいます。そうなると、かえって脂肪の燃焼は少なくなってしまいます。そこで、吸息中心の呼吸で酸素を十分に取り入れると交感神経が活発となり、脂肪の加水分解が進み、脂肪燃焼につながります。脂肪は体内で脂肪酸とグリセリンに分解され、交感神経の働きによって脂肪酸は加水分解されて、グリコーゲン（ブドウ糖）に変わります。こうして、糖質の燃焼と同じようにエネルギーに変換されていくのです。

体内の脂肪量は個人差が大きいのですが、痩せていても2～3キログラムはあるので、有酸素運動で燃焼させても枯渇することはありません。脂肪燃焼時の呼吸商は、0・7です。

生命のエネルギーとなる3大栄養素のうち、糖質と脂質について述べたので、たんぱく質についても説明をしましょう。たんぱく質の場合、燃焼すると窒素を尿の中に排出します。この過程で、尿中に排泄される窒素1グラムにつき5923リットルの酸素を必要とし、炭酸ガス排出量は4754リットルとなります。したがって、たんぱく質の燃焼における呼吸商は、0・8になります。

各栄養素の呼吸商がわかると、全体の呼吸商から各栄養素の消費量を算出することができます。

たとえば、仮に体重70キログラムの人について、20分の持久走をしてもらったあと呼吸商を測ったら０・７５だったとします。運動するとまず糖質から燃焼するので、運動の初めは呼吸商が１・０に近く、脂質が燃焼されるにつれて０・７に近づいていきます。そのため、呼吸商からだいたいの消費カロリーがわかり、この場合は約２００キロカロリーでした。20分で２００キロカロリーを消費するのは、時速8キロメートルでのジョギングに相当する運動強度です。この値から糖質と脂質の燃焼の割合を計算すると、糖質が16・７％、脂質が66・３％であることがわかります。

このように、呼吸商から消費エネルギーを計算することができ、それをもとに有酸素運動の強度、継続時間の運動処方も決めることができるのです。

酸素消費とカロリーの関係がわかる「メッツ」

１グラムのブドウ糖が燃焼すると、６７３キロカロリーのエネルギーが生み出されます。このとき、３・７４キロカロリーの燃焼熱が発生し、０・５リットルの炭酸ガスと０・６グラムの水も生じます。

同様に、脂肪の燃焼によって生み出されるエネルギー量は、1グラム当たり9・3キロカロリー、たんぱく質は4・1キロカロリーとなっています。脂質は最大のエネルギー源ですから、うまく消費しないと皮下脂肪となって身体に蓄えられることになります。

体重70キログラムの人の場合、平均すると糖質が210グラム（840キロカロリー）、脂質が約15キログラム（13万5000キロカロリー）、たんぱく質が約6キログラム（2万4000キロカロリー）が蓄えられています。脂肪の増加はそのまま体重の増加につながるので要注意です。食べ過ぎで余分に摂取して使われないままになると、体内で脂肪に変わって蓄積されます。

脂肪を蓄積しないようにするには、前項でも述べたように、適切な強度の有酸素運動がもっとも効果的です。とはいえ、運動の強さが異なれば、当然酸素消費量も異なり、消費エネルギー（カロリー）も変化します。どのような作業や運動がどれだけエネルギーを生み出し、カロリーを消費するのか。そのエネルギー産生（カロリー消費）の推定のために国際的に採用されているのが、運動強度を表現する「メッツ」という単位です。

「メッツ」は安静に座っている状態を基本の「1」とし、その作業や運動のエネルギー産生が安静時の代謝の何倍に相当するか、相対的な強度を数値で示します。たとえば睡眠時のメッツは

0・5、事務などの精神作業は1・5メッツです。

体重1キログラムで1分当たり3・5ミリリットルの酸素を消費する運動が1・0メッツです。体重60キログラムの人が1・0メッツの運動をすると、1分間当たり約1キロカロリーが消費されます。メッツから消費カロリーを求める計算式は次のようになっています。

消費キロカロリー＝メッツ×時間（時）×体重（キログラム）×1・05

たとえば、体重60キログラムの人が2メッツの事務作業を30分（2分の1時間）行うと、63キロカロリーが消費される計算になります。

それぞれの作業や運動のメッツを示したのが図3・2です。掃除、洗濯などの家事作業は、狭い住居内の作業なのでエネルギー消費は少なく、2〜3メッツ程度です。

運動・スポーツの場合、最大の強度を100％とすれば、歩行やジョギング、水泳などの有酸素性の健康的な運動は30〜60％からとなり、3〜8メッツに相当します。こうしたエネルギー消費の少ない動作や運動・作業においては、呼吸の仕方が重要な意味をもっています。呼吸によって、第4章で詳しく取り上げるように、内臓機能の促進やストレスの解消、精神的安定などさま

動作	メッツ
座位安静（静かに座っている）	1.0
立位安静（静かに立っている）	1.2
ゆっくりの歩行（20〜30m/分）、食事、セックス、入浴、会話、排便（洋式）、テレビを見る、デスクワーク（机上事務）	1〜2
ややゆっくりの歩行（50m/分）、洗面、着替え、洗濯物を干す、シャワー、自動車の運転	2〜3
電車に立って乗る	2.5〜3.5
ふつうの歩行（60〜70m/分）、皿洗い、軽い荷物を持った買い物	3〜4
やや速めの歩行（80〜90m/分）、重い荷物を持った買い物、階段を降りる（4.5メッツ）、ゴルフ	4〜5
速めの歩行（100m/分）、ラジオ体操	5〜6
ゆっくりジョギング（4〜5km/時）、スケート、エアロビクスダンス、雪かき	6〜7
ジョギング（8km/時）、水泳、スキー、登山	7〜8
階段を上る、ジョギング（10km/時）、なわとび、各種スポーツ競技	8〜

図3.2　作業・運動・スポーツと運動強度（メッツ）の関係

ざまな効果が期待できるからです。

またこれらの有酸素運動は、強度、頻度、時間が調整でき、個々の健康・体力レベルに応じたメニューがつくれるのも利点です。さらに有酸素運動は脚を主体とした全身運動なので、リハビリテーションや老化防止にも最適だといえます。

日常的で簡単な呼吸体操（約3・0メッツ、第5章で詳しく紹介）を毎日実施することが、適度な有酸素運動となります。そして余分な体内脂肪の蓄積を予防することにもなります。

疲労をためない呼吸法

エネルギー代謝のしくみ

作業・活動・運動・スポーツなど、人間が生命活動をするうえで消費するエネルギーのもとになっているのが、ATP（アデノシン3リン酸）です。人が摂取した糖質、脂質、たんぱく質といった栄養は、消化されて細胞内のミトコンドリアでの化学反応によってATPが生み出されます。筋肉を動かすのも、脳を働かせるのも、体温を維持するのも、すべてATPの生み出すエネルギーがもとになっています。

この過程を詳しく見ると、ATPが消費されると1個のリン酸を離してADP（アデノシン2リン酸）になり、このときにもエネルギーが生み出されています。

ATPはエネルギー源としてどんどん消費されるので、ADPからATPを再合成し、補充する必要があります。このときにも酸素が必要であり、呼吸が大切です。このしくみをさらに詳しく見てみましょう。

エネルギー源を糖質、脂質、たんぱく質とする有酸素運動では、燃焼によってピルビン酸という物質が産生されます。このピルビン酸は筋肉内のミトコンドリアで炭酸ガスと水に分解されて38個のATPが産生されます。この過程をTCA回路（クエン酸回路）といいます。

酸素が十分供給されているかぎり、TCA回路において糖質などの栄養素の分解によってエネルギーが生まれます。また、このTCA回路におけるATPの産生・代謝過程に続いて、ADPもATPへと再合成されていきます。

この過程において必要とされる酸素を十分に供給するために、有酸素運動はとても効率的だといえます。他方、短距離走など呼吸をせずに行う無酸素運動では、酸素を使わないATP－CP

（クレアチンリン酸）系の分解によってエネルギーが生み出されますが、ＡＴＰ産生は限られていてすぐなくなってしまいます。しかし、一般の有酸素運動では、酸素が十分に供給されるため、ＡＤＰからＡＴＰの再合成が盛んに起こり、エネルギー源としての燃料（栄養素など）があるかぎり、長時間の作業が続けられて疲れにくいことになります。

疲労はなぜ起こる？

ここではそれぞれの栄養素の燃焼を分子レベルで解説しますので、この項の結論まで読み飛ばしてもらっても結構です。

エネルギー消費から疲労を見ると、その原因は栄養素のリン酸化過程によるＡＴＰ不足です。ミトコンドリア内のＴＣＡ回路では酸化・還元を繰り返しながら、ピルビン酸分解で15分子のＡＴＰが合成されます。1個の酸素原子で3個のＡＴＰ分子ができるわけで、取り込まれた酸素とリン酸の比でいうと3・0が最適なＡＴＰ合成過程となります。

糖質のリン酸化過程（解糖）において酸素が十分供給されている状態では、ＮＡＤＨ（ニコチンアミドディヌクレオチド）と呼ばれる補酵素の酸化が起こり、ブドウ糖1分子当たり35個のＡＴＰが合成されます。無酸素的な解糖過程では、ブドウ糖1分子当たり2個のＡＴＰしか産生されず、すぐにエネルギー不足になります。これから見ても、有酸素運動による十分な酸素供給がエネルギーを効率よく補うために大切なことがわかります。

脂肪（脂質）をエネルギー源とした場合には、脂肪は燃焼によって脂肪酸とグリセリンに分解されます。そして、2分子のアセチル補酵素Aの働きによって4分子のATPがつくられます。有酸素運動のTCA回路では、アセチル補酵素Aは分解されてしまい、グリセリンはリン酸化されてジヒドロキシアセトンリン酸となって、グリセリンアルデヒド3リン酸を経て、解糖過程に入ります。この過程では4分子のATPが得られます。

このような栄養素の有酸素状態での燃焼過程では、34分子のATPがつくられ、先にできた4分子のATPと合計すると38分子のATPがつくられて、多くのエネルギーが獲得できるのです。脂肪の燃焼は多くのエネルギーを得ますが、消費されないと蓄積される可能性を持っていることは先にも述べたとおりです。

他方、たんぱく質の燃焼では、アミノ酸が分解されてグルタミン酸になります。そしてαケトグルタル酸とアンモニアに分解されTCA回路に入ります。ATPの産生はブドウ糖や脂肪に比べると少なくなります。

さて、疲労が起こるのは、このATPの燃焼が無酸素や酸素不足で行われるときです。酸素が

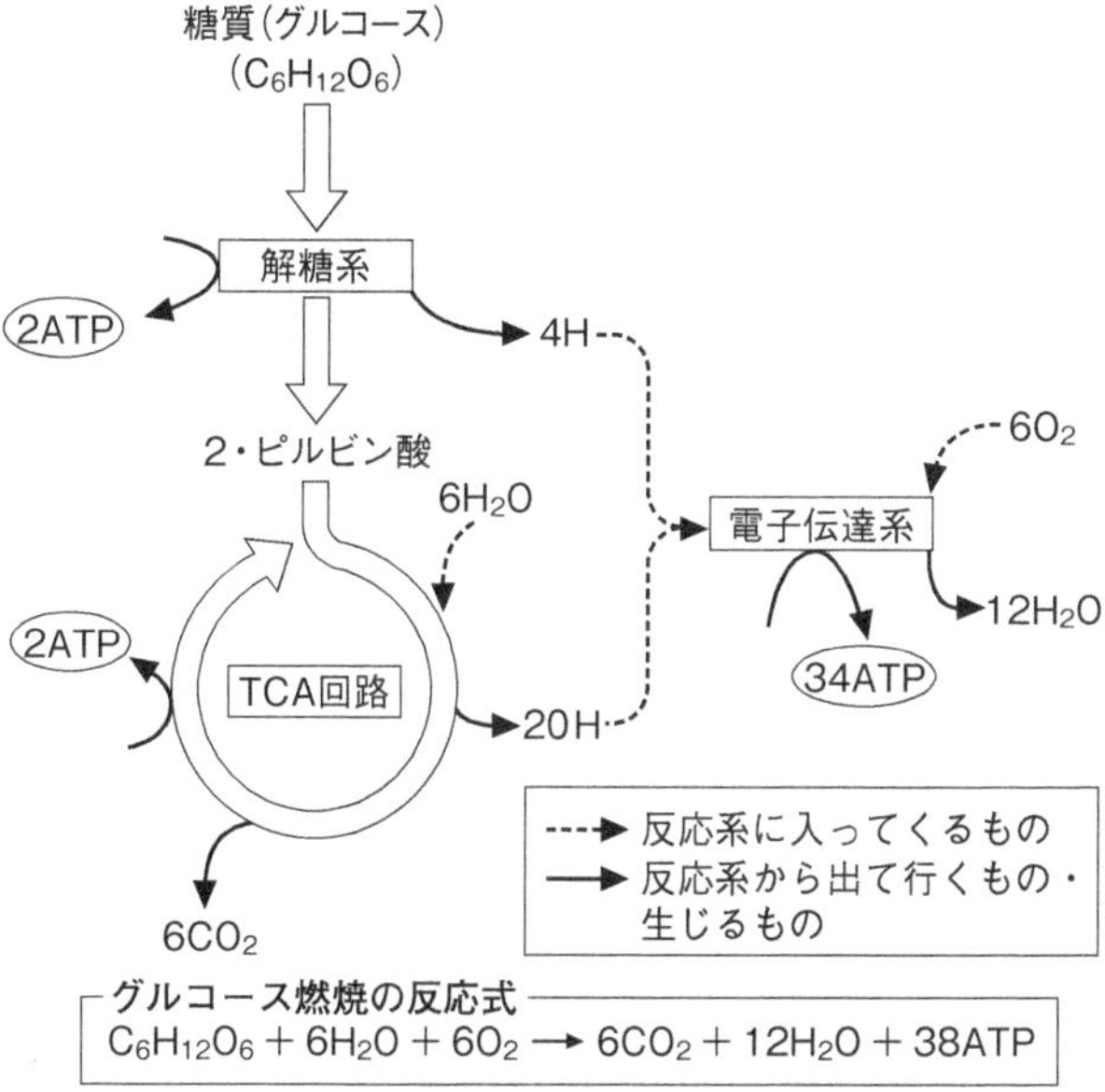

図3.3　TCA回路を中心とした有酸素状態での解糖過程とATP産生

十分に供給されていればよいのですが、激しい運動などで酸素の供給が追いつかなくなると、無酸素的ATP産生機構が使われ、ピルビン酸の利用によるATPが用いられます。このATP産生機構の特徴は乳酸を産生することで、このときに生み出される乳酸が筋疲労を招きます。乳酸が一定の濃度以上筋肉に溜まると、筋収縮が起こらなくなるからです。

ここで大切なのは、先に説明したTCA回路です。TCA回路の反応でATPと水素、炭酸ガスが産生され、水素は酸素と結合して水となり、酸化的リン酸化過程が進みます。他方、このシステムは酸素が十分に供給され、体内の栄養素（糖質や脂質）があるかぎり、無限にエネルギーを供給し、乳酸が溜まることはありません。

つまり有酸素運動によって十分酸素が供給されていれば、ATPの再合成が順調に進み、乳酸は分解されて水と炭酸ガスになるので、筋疲労を起こすことはないのです。

有酸素の状態であるかぎり乳酸は発生しませんし、一時的に乳酸が生成されても、酸素があるかぎりただちに分解されて体内に蓄積することはありません。ふだんの生活の中で、有酸素的な動作、すなわち呼吸を意識した運動を続けることで、乳酸の蓄積を防げます。乳酸はエネルギー産生のために有用なものともいえますから、単純に「疲労物質」として位置づけてしまうのは間違いです。

有酸素運動で乳酸の蓄積を防ぐのに効果的な運動強度は3・0〜4・5メッツ程度の体操、歩行、ジョギング、競技ではない軽い球技種目、体操、サイクリング、オリエンテーリングなどです。長時間にわたるマラソンなどの運動強度の高いものはよくありません。息苦しくなるほどの運動は、すなわち酸素不足になっているわけで、乳酸が生成されることを示唆しています。

また、6・5メッツ程度の有酸素運動をときどき行うよりも、3・0メッツ程度の軽い体操を毎日続けることのほうが乳酸の生成を抑え、疲れを予防するのに最適です。

血圧を下げる呼吸法

長く息を吐けば血圧が下がる

血圧はさまざまな原因によって上下します。一般に疾患を持たない人の場合、全身の血管の状態と心臓が血液を送り出す心拍出量（動脈血液量）が主に血圧に影響します。呼吸の仕方も、深く血液循環に関係しています。息を吸うときには血圧は高くなり、息を吐くときには低くなります。また咳をしたり、むせたり、排便時の力みなどによっても血圧は高まります。

では、なぜ呼息時には血圧が低下するのでしょうか。それは呼吸の仕方によって血管の循環抵抗（血液の通りやすさ）や自律神経系の変化が見られるからです。循環抵抗についていえば、血管の縮小や拡大によって血圧は変化します。自律神経系では副交感神経が活発に働けば血圧は低下します。

呼息には静脈血管の拡大を促す作用があるので、呼息時間を長くすると（10秒以上）、血圧は低下してきます。さらに四肢や頸部の静脈に存在する静脈洞は、血液中に含まれる炭酸ガスに反応し、炭酸ガスの量が多いと血管を拡張して血液の流れをスムーズにし、循環抵抗を低くして血圧を下げていきます。

深く長くゆっくりと呼息していくと、横隔膜はストレッチされ、上方に上がり拡大します。するとその刺激が脳幹部に伝わり、副交感神経が活発になります。副交感神経は第2章で説明したとおり、心拍を抑え、血管を広げるように働くので、心臓から拍出される大動脈血液量は減少し、循環抵抗は低く抑えられ、血圧が低下するわけです。さらに、体幹部の筋群は呼息によってリラックスして弛緩するので（第2章の図2・4参照）、それらの筋群に分布している血管も広がり、血圧は低下します。深く長い呼息は腹式呼吸法と同じで、横隔膜ストレッチのメカニズムで血圧が下がるのです。

呼吸と血液循環の関係は、胸腔においても見られます。自然呼吸で息を吸うとき、胸腔内の圧力は外気（平地での大気圧760ミリHg）よりもマイナス10ミリHgの陰圧になっています。こうして胸腔内の低い圧力によって自然に空気が胸腔内に入り込んでいきます。呼息のときは、呼吸筋群の収縮や横隔膜の挙上・拡大によって胸腔内圧力は大きく陽圧となり、息が出やすくなります。

吸息の際、自然呼吸ではなく、大きく息を吸おうとすると、胸腔内圧はさらに低くなり、マイナス40ミリHgもの陰圧になります。すると静脈の血液が心臓へ帰還しやすくなり、心拍出量も増量して血圧が高くなります。

一方、呼息時には胸腔内の圧力は体外の圧力より高まって静脈の血液の心臓への帰還量が減少し、心拍出量も減少して血圧が低くなります。さらに深く息を吐いたときの胸腔は、腹式呼吸と同様に横隔膜が挙上・拡大しています。すると腹腔内の圧力は減少し、腹腔内の内臓諸器官への圧迫も低下します。すると内臓諸器官に分布している多くの血管も拡大して血液は流れやすくなり、これも血圧の低下に寄与します。

このように吸息と呼息の呼吸リズム運動は血液循環に深く関係し、血圧の上昇と低下に影響します。たとえば、8・0メッツ以上の強い有酸素運動を行って吸息が激しくなると、交感神経が活発となり、心臓から拍出される動脈の血液量も増加し、血圧は上昇します。ゆっくりとした歩行（2・5メッツ）の有酸素運動では呼息と吸息は半々であり、動脈血液量はほとんど変化しないで、逆に血圧は低下気味となります。軽い呼吸体操になると腹式呼吸が強まって呼息が深く長くなり、迷走神経が活発となります。すると動脈の血液量は減少し血圧は下がっていきます。

くわえて、有酸素運動は血圧を安定させるうえでも非常に有効です。

人が立っているとき、心臓より下の血管は重力の影響で伸びた状態になっています。とくに静脈は伸びやすく、下肢の静脈に血液が留まる現象（静脈貯留）が起こります。成人でおよそ300〜800ミリリットルの血液が下肢に貯留されてしまいます。これは体内から血液が失われていることと同じで、そのため長時間の直立姿勢をとっていると、心臓に戻ってくる静脈血の環流が妨げられ、動脈血量も減少し、血圧が低くなりすぎて失神することもあります。

しかし、日頃から有酸素運動をしている人の場合、下肢の筋肉によるミルキング・アクションが見られ、下肢に溜まりがちな血液を心臓へと送り返すことができるので、血圧低下は起こりません。ミルキング・アクションとは、有酸素運動によって下肢の筋群が収縮することで、まるで乳搾りのようなしくみで静脈血管を圧迫し血液を送り返す現象です。

血液中の炭酸ガスと血圧の関係

血液中の炭酸ガスの量が少しでも変わると、血圧や脈拍数は瞬時に変化します。それは体内の化学受容器（刺激を受けて中枢に神経信号を伝達する器官）の働きによるもので、化学受容器は血液中に含まれている水素イオン濃度、酸素、炭酸ガス、グルコース（ブドウ糖）、水分などの化学成分の変化を見事にとらえています。

呼吸の仕方とは直接関係ありませんが、呼吸を意識することで変化させた酸素や炭酸ガスの血中濃度が脳の中枢にフィードバックされるしくみとして、2つほど取り上げて解説してみます。

①頸動脈小体の化学受容器

頸動脈洞の近くには、動脈壁に半分埋もれるように小さな塊となって化学受容器が存在しています。これを頸動脈小体といい、そのまわりには毛細血管がからみついています。頸動脈小体には迷走神経の末端が入り込んでいるので、自律神経系のバランスにも影響しています。

たとえば考えごとをしたり、ふさぎ込んでいるようなときには浅い呼吸になるので、動脈血中の酸素量は減少して炭酸ガス量が増えていきます。すると、その情報が頸動脈小体から舌咽神経を介して脳幹に伝わり、延髄の呼吸中枢を刺激して、無意識のうちにため息が漏れたり、あくびが出たりします。こうして深く

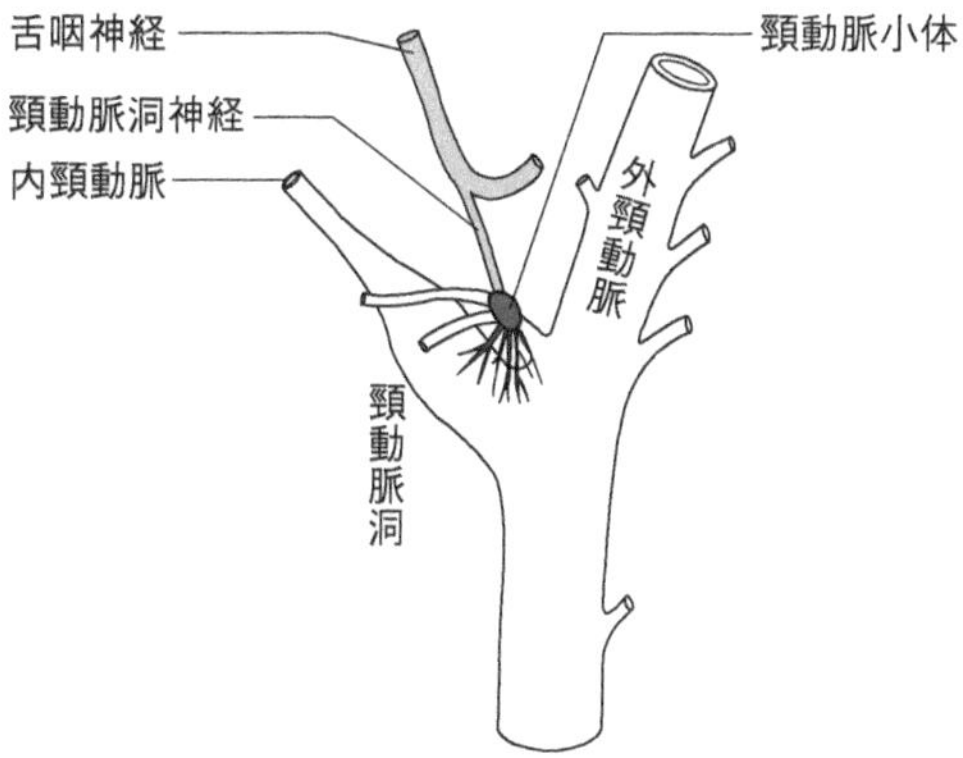

図3.4　頸動脈小体の概観

息を吐くことで、動脈中の炭酸ガスの排出を促すのです。

②静脈洞内の化学受容器

息を吸うときの空気中の炭酸ガス濃度は0・45％ですが、安静時の静脈血の中には4・50％もの炭酸ガスが含まれ、それが肺・肺胞へと運搬されて呼気として吐き出されます。この静脈血中の炭酸ガスの量も化学受容器によって感知されています。

全身の静脈血管には化学受容器が分布していて、前項でも触れましたが、とくに血液の逆流を防いでいる四肢の静脈血管の静脈洞には炭酸ガスセンサーが分布しています。

静脈洞は血液中の炭酸ガスなどの代謝物に反応して血管を拡張させる働きをします。同時に毛細血管も反応しますが、この反応は炭酸ガスにかぎらず、機械的な刺激によっても起こります。静脈洞付近の皮膚や、毛細血管が分布する皮膚を指で押すなどの押圧刺激をすると、静脈血管が広がり、赤く充血してくるのはその一例です。下肢の静脈にはとくに静脈洞が多く、静脈血管が広がって、中には下肢静脈瘤となって瘤《こぶ》のようになる場合もあります。

また、長時間立ち続けていると脚の静脈は太くなり、数歩歩いたり屈伸体操をすると細くなります。四肢の体位や姿勢を変えるだけで静脈血管の縮小・拡大が起こり、静脈洞の化学受容器の働きを示すことになるのです。

体内でエネルギーが生み出されるときは、炭酸ガス分圧が高まります。このときも、炭酸ガスを排出するために呼息運動が促されますが、静脈洞は呼息運動を誘発する引き金ともなります。

健康の敵・活性酸素と呼吸

デッドポイントとセカンドウィンド

有酸素運動を持続させるためには、酸素を筋肉に供給し続けると同時に、代謝産物である炭酸ガスなどを除去しなければなりません。そのためには呼吸器・循環器・神経系などの協力が必要であることは、ここまで読んでこられた読者の皆さんならすでに理解されていることと思います。

しかし、有酸素運動の持続にも限界はあります。激しい運動をすると、呼吸の深さや回数が増加し、すべての呼吸筋群を動員するようになります。それでも激しい運動を長く続けていると、筋肉が使う酸素量が呼吸によって供給できる酸素量を上回り、それまでの有酸素性の運動から、やがて無酸素性の運動に変わっていきます。この境界線を無酸素性作業閾値《いきち》というのですが、それを超えて無酸素性に入るところをデッドポイントと呼んでいます。

デッドポイントは、登山では登山開始後1時間以内に、フルマラソンでは全距離の半ばを走る頃に起こります。このときにはかなりの活性酸素（フリーラジカル）が発生することになります。

しかし、この時期の苦しさを我慢して運動を続けると比較的楽な運動となり、呼吸数や呼吸の深さ、心拍数も落ち着いてきます。苦痛がやわらいでいると自覚でき、「峠を越えた」感じになります。この時期をセカンドウィンドと呼びます。セカンドウィンドに入ると発汗などが見られ、エネルギー代謝が好調に行われていることがわかります。

セカンドウィンドは酸素の供給と需要がバランスを保った定常状態です。一方で、酸素の需要が高い激しい運動では、呼吸は激しく、酸素消費が高まった状態がしばらくのあいだ続きます。一般に作業や運動に要した酸素消費量は、作業・運動中と後の測定値の合計で見る必要があります。

酸素負債と走る速さの関係

血液中に含まれる酸素量は全部で約1リットル程度で、肺の残気量1リットルに含まれる酸素約0・2リットルを加えても、体内には約1・2リットル程度の酸素しか存在しません。作業・運動の強度によっても異なりますが、体内の酸素量だけではすぐに足りなくなることは明らかです。

呼吸せずに100メートル疾走したり、一定時間働くことは可能ですが、その活動後には過剰に酸素を取り込んで、活動中に不足した分の酸素を補充しなければなりません。活動中に生じた負債分を償却する必要があり、この負債分は「酸素負債」と呼ばれます。運動後、「ハーハー、フーフー」と肩を上下させながら息をすることがありますが、これは酸素を早く大量に取り入れ、酸素負債を償却するためです。

どこまでの酸素負債に耐えられるかは個人によって異なり、とくに有酸素運動などのトレーニングによって差は大きくなります。酸素負債の容量が大きい人は、短距離競走に適しているといえます。

たとえば、酸素負債量が8リットル、酸素を組織内に取り込む能力（酸素消費量）が1分当たり3リットルである人の場合、1分当たり酸素11リットルを必要とするようなスピードで1分間走り続けることができます。酸素消費に見合う運動能力を持っていたとすれば、100メートルを十数秒で走ることができるでしょう。なかなかのアスリートです。

ただし、この人が同じスピードで2分間走ることはできません。同じスピードで2分間走った場合、その間に取り込んで消費する酸素は6リットルで、8リットルの酸素負債を合わせても14リットル。これを2分間で費やすため、1分当たりに換算すると7リットルの酸素消費量に相当するスピードしか出せないことになるからです。同じように5分間走った場合は、23リットル÷5分＝4・6リットルとなり、酸素4・6リットルに相当する平均スピードしか出せません。一般に分速200メートル（時速12キロメートル）がよいところでしょう。

しかし、活動時間が延びると全酸素消費量に占める酸素負債の割合が相対的に減っていくため、走るスピードにほとんど影響しなくなり、かわりにその人の酸素を摂取する能力、すなわち酸素摂取量の影響がより大きくなってきます。長距離競走においては、この酸素摂取量が変わらないかぎり、距離にはあまり関係なく一定速度を保って走れることになります。

酸素摂取量をガス分析器でリアルタイムで測定すると、ほぼ体内の酸素消費量に匹敵しています。この酸素摂取量を左右するのは次の4つの機能です。

①肺の換気量
②血液の酸素飽和度
③組織での酸素放出
④心臓の分時拍出量

①肺の換気量は反射的な呼吸に依存しますが、同時に炭酸ガスなどの代謝産物やアドレナリンなどのホルモンによっても影響されます。②血液の酸素飽和度は、血中へモグロビン量によって左右されるのであまり個人差はなく、高地や平地といった生活環境差に影響されます。③組織での酸素放出は、安静時で血液100ミリリットル当たり約5・5ミリリットルで、激しい運動を行うとこの値が2〜2・5倍にまで高まります。

酸素摂取量を最大に左右するのは④心臓の分時拍出量で、心臓の形態、とくに左心室の発達度合いによって個人差が出ます。とくに心臓などの心筋肥大では動脈の血液量（拍出量）が多くなり、酸素消費量も増えます。

過呼吸が活性酸素の発生を増やす

有酸素運動を続ける際に注意したいのが、活性酸素の発生です。運動をすると呼吸の回数が増えますが、あまり増えすぎて過呼吸となるような激しい強さの有酸素運動を行うと、体内の活性酸素を増やしてしまうので注意が必要です。

酸素分子（O_2）は、2個の電子が対になって原子核のまわりを回り、安定した形態を保っています。ところがペアの電子のうちの1個が外れると不安定な状態になり、他の分子や原子から電子を奪って安定化しようとします。このように不安定状態の分子や原子のことを「フリーラジカル」と呼びますが、活性酸素もそのひとつです。

活性酸素は接触する細胞・組織の中の物質から1個の電子を奪って安定化しようとし、電子を奪われた側の物質を不安定化させます。脂質の過酸化やたんぱく質の変性、酵素の不活性化などを引き起こし、DNAの骨組みである核酸も分解してしまいます。その結果、組織や細胞がダメージを受けて各種の生活習慣病を引き起こしたり、老化を進めたりするのです。しみ、しわなどが現れるほか、発がんの原因にすらなっています。

また、エネルギーのもとであるATPは細胞内のミトコンドリアでつくられますが、活性酸素はこのミトコンドリアも変性させてしまいます。その結果、ATPをうまくつくることができなくなり、エネルギーを生み出せなくなるのです。

安静時の呼吸数は1分間にだいたい16回ですが、その2倍の32回以上になると過呼吸の状態といえます。過呼吸を起こす強い運動や作業負荷としては、運動強度が7～8メッツ程度のランニングのような有酸素運動の種目が考えられます。安静時の1分当たりの心拍数を70拍とすれば、過呼吸のときは約2・2倍の150～160拍にも達しています。そのとき、体内では活性酸素が発生しているのです。

活性酸素の発生を抑えるためには、有酸素運動の強度を最大6メッツ以下に抑える必要があります。また、運動持続時間も30分を超えると活性酸素が生まれやすくなり、組織・細胞が壊れやすくなります。十分な休憩と十分な準備運動が必要です。

運動強度が4～5メッツ以下の運動では過呼吸は見られません。そしてこの強度の有酸素運動であれば、たとえ活性酸素が発生しても、体内の抗酸化酵素の働きで退治してくれるので大丈夫です。有酸素運動は健康づくりに必要ですが、活性酸素の発生が増加しないような、4・0メッツ以下の強度を心がけるとよいでしょう。もし、ふだんしている有酸素運動がランニング（7・0メッツ）なら、強度を落としてジョギング（4・0メッツ）にすることを考えてみるべきです。

また、活性酸素の増加を低く抑えるのは、体内の抗酸化システム（酵素など）を高めることによっても可能です。そのためには準備運動が大切です。準備運動を行うことで、スーパーオキサイドディスムターゼ（SOD）やカタラーゼといった体内酵素の産生能力が高まり、抗酸化能力が増えるからです。
このほかに食事で次のような抗酸化物質を多く含む食材を摂ることで、体内の活性酸素に対処することもできます。
カロテノイド抗酸化物質：緑黄色野菜、果物、とうもろこし
ビタミンE抗酸化物質：魚介類、アーモンド、落花生
ビタミンC抗酸化物質：果物、野菜、とうがらし
ポリフェノール抗酸化物質：緑茶、紅茶、コーヒー、ココア

有酸素運動の生理的効果のまとめ

有酸素運動の生理的効果を整理すると、次のようになります。

①肺活量の増加
有酸素運動によって各種の呼吸筋が発達し、胸郭の動きが大きくなって肺活量が増加します。同時に肺内の残気量の減少も顕著になり、肺胞内のガスを頻繁に交換できるようになります。ガ

ス交換が効率よくできるようになるのです。

②呼吸数の減少

有酸素運動の継続によって呼吸数が減少します。一般成人男子の平均呼吸数は1分間に16回ですが、有酸素運動を6ヵ月程度続けると、平均14回に減ります。その原因は、換気量の増大、体内の代謝効率の改善、酸素摂取効率の向上などが考えられます。そのため、より少ない呼吸数で長時間の有酸素運動を続けることができ、より容易にダイエットが可能となるのです。

③換気量の増大

有酸素運動の継続は最大換気量の増加を促します。胸郭が発達して胸腔が広くなることや、呼吸筋の発達、横隔膜の挙上幅の増加、腹腔の圧力増大などによるものです。

④酸素摂取量の増加

有酸素運動によって体内・体外の呼吸運動（外呼吸と内呼吸）が促進され、その結果、血液・組織・心臓の循環機能が向上します。また、最大酸素摂取量が増大することで全身持久力（スタミナ）がつき、疲れにくくなります。最大酸素摂取量が毎分1〜2リットル増加したとの報告もあります。

⑤呼吸効率の向上

呼吸効率を「毎分酸素摂取量と毎分換気量との割合（酸素摂取率）」と定義すれば、有酸素運動によって酸素摂取量が増加し、呼吸効率が高まります。その結果として、スタミナがつくなどの運動効果が期待できます。

⑥交感神経の促進

栄養素、とくに脂肪の燃焼には交感神経による脂肪の加水分解を必要とします。4・0メッツ以上の有酸素運動によって交感神経が活発に働き、脂肪の燃焼を促します。ただし、4・0メッツ以下では脂肪は消費せず、副交感神経が優位に働きます。

第4章

科学の目で見た呼吸法

気功の呼吸法

東洋の伝統的な健身術である気功やヨーガなどは、すべてが呼吸法によって成り立っているといえるほど呼吸を大切にしており、とりわけ呼息に注目しているところが特徴的です。「心を整える（調心）」「身体を整える（調身）」そして「呼吸を整える（調息）」の3つの基本的な方法が共通していて、それらは呼吸法によって得られるとされているのです。これは日本の座禅でも同様です。

第3章では、有酸素運動が血圧効果やダイエット効果をはじめ、さまざまな生理学的効果を持つことを述べました。これから取り上げる東洋の呼吸法も、大きな意味では有酸素運動の範疇に入るため、同様の生理学的な効果が期待できるはずです。また、これらの呼吸法は精神状態にも深く関わっており、第2章で解説した自律神経系との関係にも着目できます。これから、その効果を科学的に検証していきます。

益気功

「気功」は中国古来の養生法の総称で、「気」は生命エネルギーを、「功」は修練を意味します。

どの気功も、主に心身の安定を目指しており、ゆっくりした動作や前述したように呼吸法を大切にしている点が共通しています。2000年を超える歴史があり、古くは紀元前4世紀頃の荘子が記録しています。また、6世紀の梁《りょう》代の医書には、気功の6種類の呼吸法が取り上げられ、呼吸による治療法として載っています。

気功には大きく2つの種類があり、気を体外に向けて治療に使うものなどを「外気功」、自らの健身（心身の健康増進）のために行うものを「内気功」と呼びます。

内気功にもさまざまな種類があり、その数は数千種類ともいわれますが、原則は「深・静・細・匀」であるとされています。つまり下腹部まで深く、静かに、細かく、均一に吐き続け、そして吸うことです。

ここでは気功の効果を見るために、そのひとつである「練功十八法」のうちの「益気功」を取り上げます。

練功十八法とは、伝統的な気功に中国医学や太極拳などの武術の要素を組み合わせて考案された健身体操で、中国を代表する体操のひとつです。練功十八法には3つの節があり、ストレッチを中心とした前段、身体のバランス機能を重視した後段、それに呼吸体操としての益気功です。

益気功は、ゆっくりとした動作によって18種類の呼吸法を行います。具体的なやり方については

第5章で取り上げているので、そちらを参照してください。

益気功の運動強度は平均して約2・6メッツ。ゆっくり歩くのと同じ程度ですが、換気量、酸素摂取量、炭酸ガス排出量などの呼吸運動を表す数値は、同じ強度の有酸素運動にくらべてより活発に変化します。それは益気功の動作の中にも強弱があるからですが、運動としては身体的に大きな負担をかけずに、活発な呼吸代謝を行うことのできるものだといえます。

脳波のα波含有率が高まる

気功が心身をリラックスさせ、精神状態を落ち着いたものにすることを検証するため、脳波計測の実験を行いました。このとき調べたのがα波と呼ばれる脳波です。α波はゆったりとした気持ちのときに現れる脳波で、8～12ヘルツの周波数帯域を示します。

実験では、益気功を行っているときの頭頂部位の脳波を計測しました。計測した脳波からα波の含有率を調べると、益気功の熟練者では平均13%でした。一般人の平均が6%なので、じつに2倍以上の数字です（図4・1）。この実験結果から、益気功によって心が鎮静し、安定することがわかります。

益気功は内気功の代表例で、深い呼吸を基本とし、とくに呼息を強調します。呼息をより長

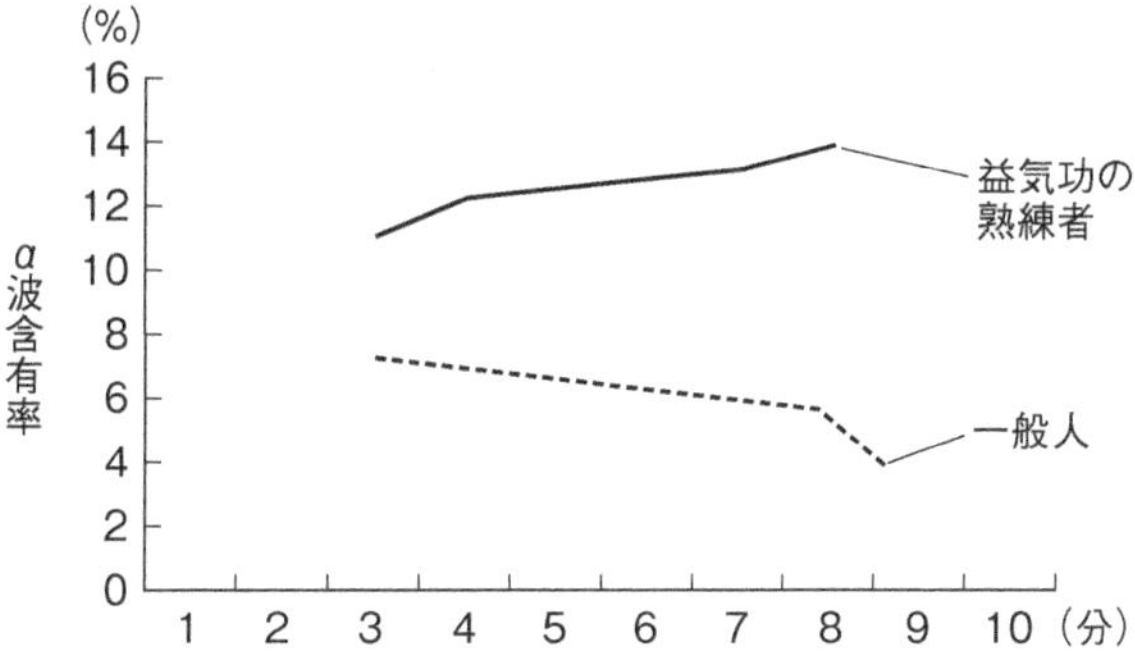

図4.1　益気功をしているときの脳波中のα波含有率の変化
横軸は益気功開始から終了までの時間の流れを表しています。

く、吸息をより短くすると、自然と腹式呼吸になります。成人の平均呼吸数は1分間に16回ですが、これを8〜10回にするわけです。まさに腹式呼吸の極意ともいえるものです。益気功によってα波が多く出現しているのは、益気功の腹式呼吸の強調によって副交感神経が優位になり、精神的な安定が得られたからだと考えられます。

また、益気功は自律訓練法と類似した運動とも考えられます。自律訓練法とは、自分自身に「気持ちよい」「手が温かい」などと自己暗示をかけて行うセルフコントロールで、呼吸と心を結びつけることで精神の安定をはかります。自律訓練法でも呼吸はゆっくりとなり、呼息が主体となって気持ちをやわらげ、精神的な安定が得られます。

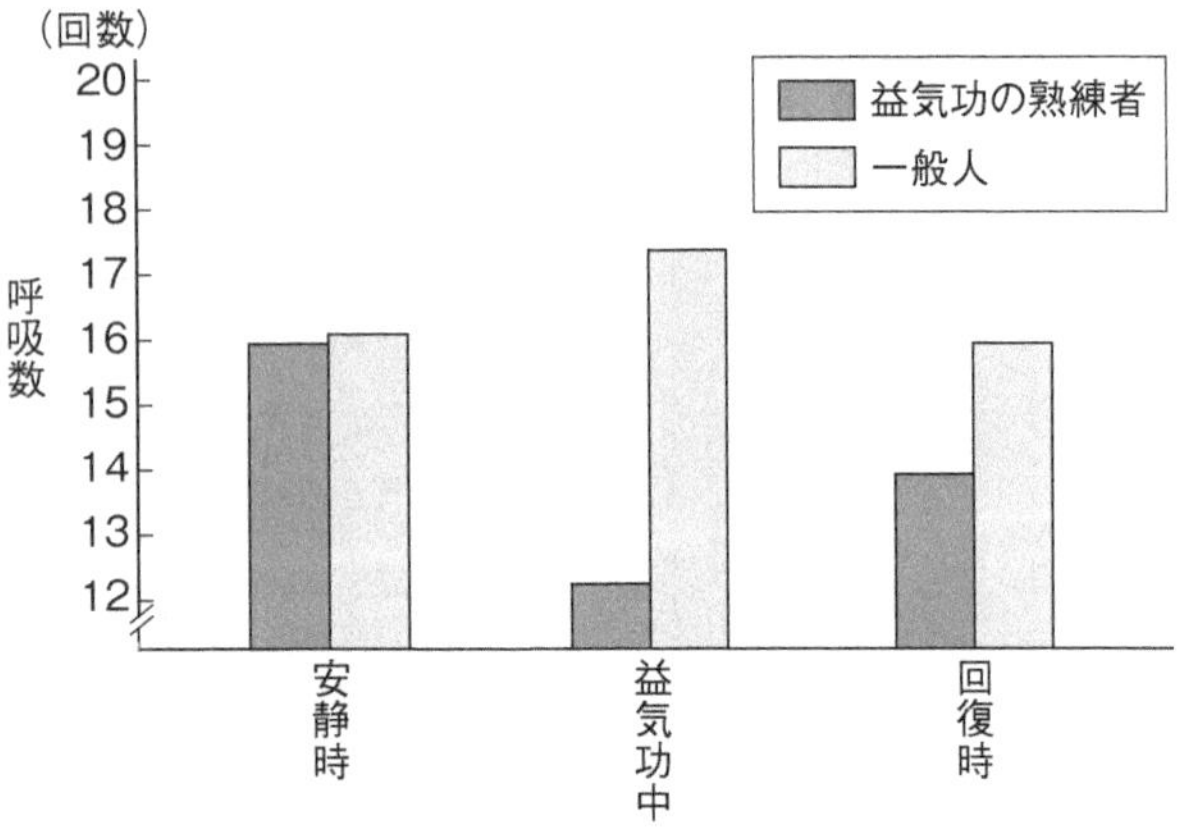

図4.2　益気功を行ったことによる呼吸数の変化

呼吸数の減少による血圧低下効果

益気功による呼吸数の変化を調べたデータもあります。益気功をすることで呼吸数は平均12回程度に減少し、最小値は6回にもなりました（図4・2）。益気功による呼吸数の低下効果は、熟練するとより強調されていきます。呼吸数の低下は、普通の有酸素運動とは異なる呼吸運動中心の益気功動作の特徴です。呼吸数の低下が、副交感神経の活動を促進し、血圧減少や心拍数低下につながったと考えられます。

有酸素運動の西洋的健康法の代表格であるエアロビクスでは、一般に呼吸は浅く回数が多いもので、益気功を含む東洋の健身術の呼吸法とは根本的に異なります。どちらも有酸素運動ですが、前者は身体的なトレーニングを狙い、後者は精神的な陶冶《とうや》を目指しているものといえるでしょう。

益気功が自律神経系の働きに大きく影響を与えていることは、心電図によるＲＲ間隔変動の周波数分析からも読み取れます。益気功の熟練者では副交感神経が優位になり、交感神経の活動が弱くなっていきます（図４・３）。呼吸によって副交感神経を活発にして心臓の拍動を静めれば、当然大動脈の血液量は少なくなり、血圧は低下します。このことも、益気功に血圧を下げる効果があることを示唆しています。

ただし、ＲＲ間隔変動から見ると、気功をしている最中、一般の人の場合は副交感神経活動が弱く、交感神経が優位となって興奮状態が現れることが示されています。この結果から、益気功はある程度練習していかないと効果が現れないようです。

また、益気功によって副交感神経活動が活発になると、内臓諸器官の蠕動運動が活性化することにもつながります。内臓の調子を整えるという意味でも、気功は良好な体調づくりに適しているともいえます。

中国の養生法では気と血の巡りを重視し、「気滞血韻」の解消を狙っています。気滞血韻とは気が滞ってしまうと血液循環が悪くなるという意味です。益気功が、調心、調身、調息効果を目的とするならば、理論で「気」の存在を追求するよりも、気功を精神統一と心身のセルフコント

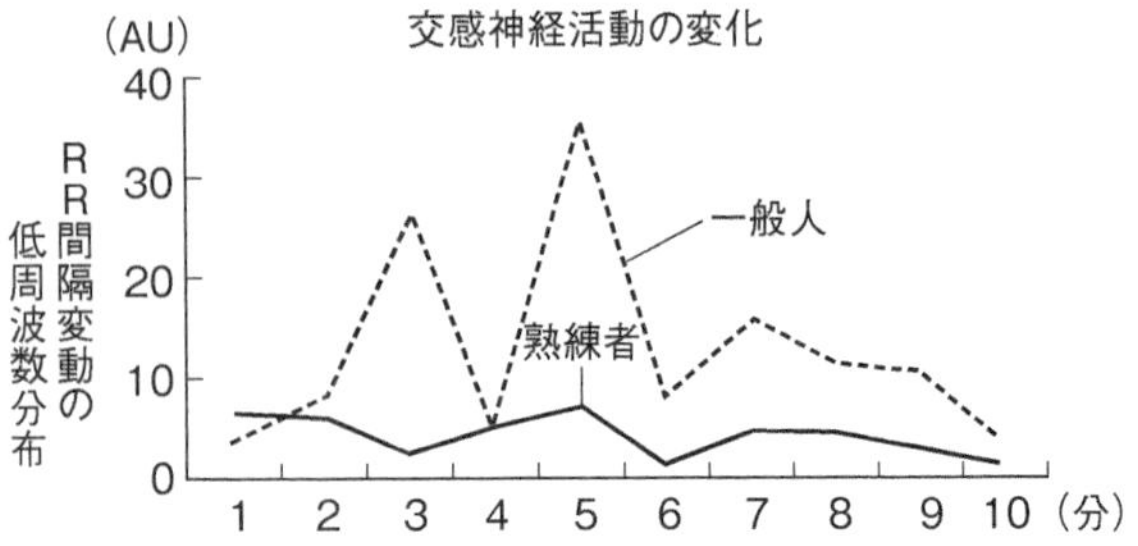

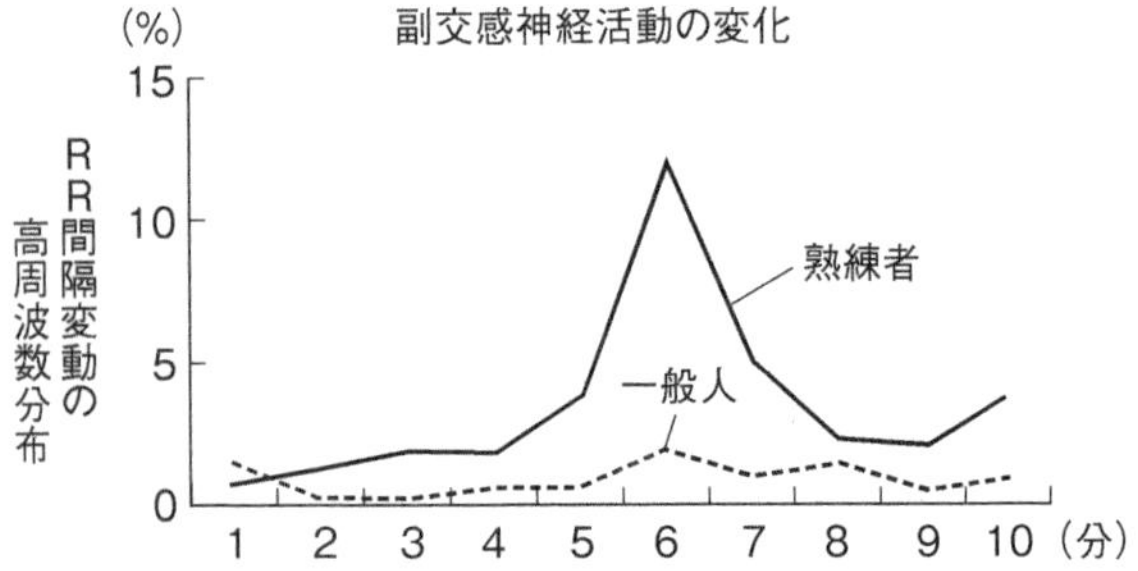

図4.3　心電図RR間隔変動から見た自律神経系活動の変化

それぞれ縦軸はRR間隔の変動を周波数分析したもので、値が大きいほど活動の度合いが高いことを示します。熟練者とは5年間益気功を研修した人です。

ロールの手段として考え、気功体操を実践することをおすすめします。

丹田呼吸

丹田呼吸とは、気功をする際に基本として用いられる呼吸法です。

丹田とは臍《へそ》の少し下にある「身体の重心」で、「臍下《せいか》三寸」とよく言われますが、実際には臍下2センチメートルの部位を指します。気功や太極拳では、ここに意識を集中して腹式呼吸を行います。丹田に空気を集めるようイメージすることで腹腔の圧力を高め、横隔膜を持ち上げていくわけです。

また、丹田は「第2の脳」とも呼ばれます。この部位の刺激によって、内臓の動きと同時に精神・心の動きが変わると考えられているからです。

丹田呼吸の効果としては、次のことが考えられます。

まず、腹腔に意識を集中してお腹を引っ込ませることで、腹腔の圧力が高まり、横隔膜も上に上がり、息を吐き出しやすくなります。こうして十分に息を吐くことで、換気量を増やすことができます。

また、内臓の血液循環が促進されます。丹田呼吸によって副交感神経が優位になり、内臓の収縮・拡張作用に加えて、丹田への意識によって物理的にも内臓諸器官に圧力刺激を与えるからです。とくに小腸系の平滑筋には多くの血管が分布し、丹田刺激によって静脈血管が圧迫されると、心臓へ帰還する血液量が増えます。

さらに、丹田に意識を集中させて息を吐き出すことで、全身のパワーを増大させることができます。これが丹田力と呼ばれるもので、相撲のまわし、弓道や合気道の袴《はかま》や腰帯、昔の男性のふんどしや女性の腰帯などは、気力とともに丹田力を発揮するために伝承されたものといえるでしょう。こうした衣服などによる腹部刺激は、呼吸運動への効果を無視できません。あわせて腹部への意識を強めることで、集中力も高めていると思われます。

丹田刺激による呼吸効果の実験

丹田に意識を集中させることの効果を実験によって検証してみましょう。

臍下2センチメートルの丹田部位を約12センチメートル幅のベルトできつく締め、1平方センチメートル当たり約4～6キログラムの圧迫を加えました（図4・4）。ふだんよりもベルトをかなりきつく締めたときと同様の圧力です。丹田呼吸を腹式呼吸と同一としてとらえると、ベルト着用によって腹圧を増大させることで、腹式呼吸に等しい呼吸が行われやすくなると考えられ

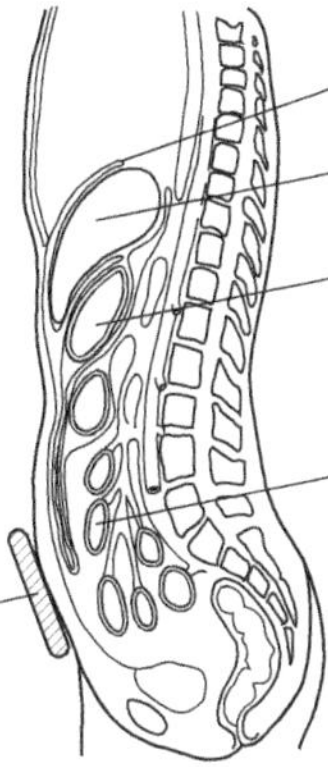

図4.4　丹田部位にベルト着用したときの人体断面図

るからです。

ベルト着用の状態で自転車エルゴメータ（エアロバイクのような装置）をこいでもらい、呼吸運動の変化を観察したところ、呼吸代謝系が促進されることがわかりました（図４・５）。ベルト着用によって呼吸運動と循環系の機能が促進され、エネルギー産生のための酸素摂取量の増加が見られるとともに、グラフには示されていませんが、運動負荷にも対応したゆっくりした呼吸リズムの変化が見られました。また、腹腔圧を高めたことで呼息量の増加が見られました。

ＲＲ間隔変動による自律神経系活動もあわせて観察したところ、自転車回転運動のはじめ頃は、心拍数や酸素摂取量の上昇とともに交感神経の活動が促進されました。しかし終わり頃になると、副交感神

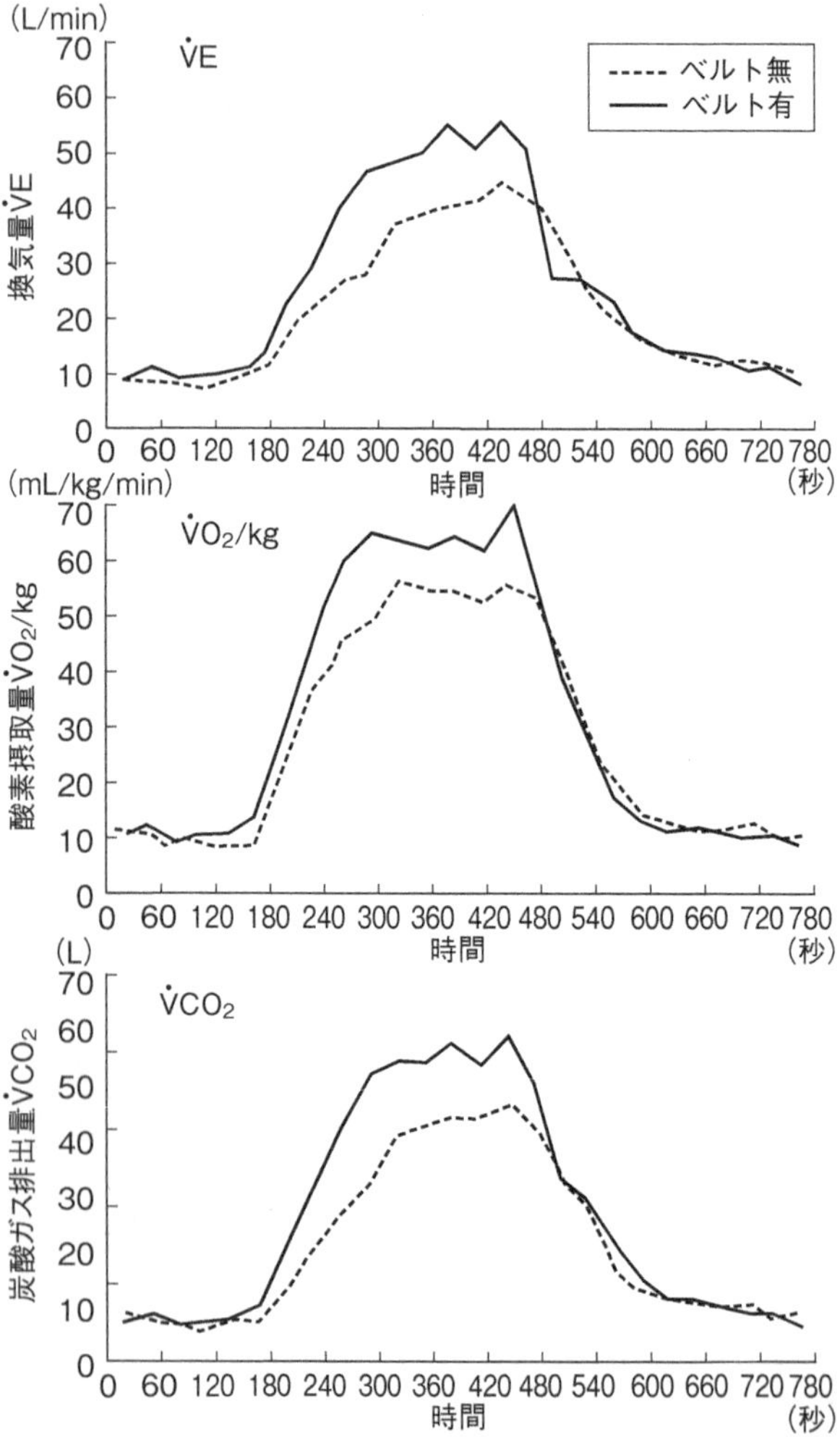

図4.5　自転車エルゴメータ回転運動時のベルト着用による呼吸運動の変化

ベルトを締めたほうが換気量、酸素摂取量、炭酸ガス排出量ともに値が高くなり、呼吸代謝系が促進されていることがわかります。

経が活発になり、楽な運動となります。しかも乳酸値は上昇していません。

一般にベルト着用による腹部圧迫は、東洋的な修行、行法、武道、芸道、祈禱などの体位や姿勢に類似しています。腹部を刺激し圧迫することによって自然と腹式呼吸が行われるようになり、呼息量が増大し、さらに腹腔内の内臓筋（平滑筋）が刺激されて、副交感神経の働きとともに腸の蠕動運動も活性化していきます。

また、ベルト着用による腹部への圧迫刺激によって、精神・心の活動も変わるようです。このときの脳波を測ると、気持ちがリラックスしていることを示すα波が出現するようになりますが、さらに周波数が低く、まどろんでいるときや瞑想時に現れるθ波も見られるようになります。沈静化した精神状態以上に超越した気持ちの動きが推定されました。

ベルト着用刺激は、丹田呼吸と同様な結果を出したことになり、禅の修行にも似ています。自然と腹式呼吸が行われるようになり、呼息量が増え、呼息時間も長くなって、自転車回転運動をしているにもかかわらず、副交感神経の活動が活発になっていきました。

ベルト着用による腹圧の増大は、腹式呼吸を行いやすくすると同時に、横隔膜の拡大による上昇を促します。腹腔内圧を高め（容積は小さくなります）、横隔膜の上昇を促して胸腔内圧も大きくしていきます。こうして自然と楽に呼息できるようになります。

Ⅰ. 動の丹田呼吸　身体の動きを伴い、下腹部位のへこみが強調される

(例) ①宗教——伏臥（仏教）、礼拝（キリスト教）、五体投地（最敬礼）
②体操——真向法、自彊術
③武道——剣道、柔道、弓道、合気道、空手
④芸道——茶道、華道、謡曲、詩吟、朗詠、舞踊
⑤斉唱・歌唱——読経、詩歌、カラオケ
⑥西洋医学——自律訓練法、メンタルセラピー、演劇、リラクゼーション（リスポンス法）、バイオフィードバック
⑦東洋医学——太極拳、気功、ヨーガ

Ⅱ. 静の丹田呼吸　身体の動きが見られず、意識を高める

(例) ①座位——座禅、静座、黙想、瞑想
②立位——称名念仏などの声出しのお祈り
③伏臥位——礼拝

表4.1　日常生活における丹田呼吸

腹圧を高めることで、さらに内臓に分布する血管も圧迫し、心臓へ帰還する血液量を増加させます。

実験では、腹部にベルトを着用することによって腹圧をかけましたが、日常生活の中にもベルト着用刺激と同様の丹田呼吸法が見られます。丹田部位への刺激を強調し、腹式呼吸を高める呼吸運動や丹田刺激動作を表4・1にまとめました。

私たちは生活の中に有効な丹田呼吸をすでに利用し、自律神経系の活動を巧みにコントロールしていることがわかります。中には宗教的な意味合いのものもありますが、しかしその所作・動作に着目して丹田呼吸の促進に利用したいものです。

ヨーガの呼吸法

ヨーガとは

インドのヨーガの起源は気功よりもさらに古く、数千年前にまでさかのぼります。世界四大文明のひとつ、インダス文明に起源を持つ宗教的な修行のひとつで、ヨーガによって心の集中・統一を得て、悟りにいたるとされてきました。

そもそもヨーガという言葉は「馬に馬具をつける」を意味します。ヨーガによって心の動き(馬)をコントロールし(馬具をつける)、心の葛藤や悩みを制御するのがその目的なのです。

ヨーガは現代でもストレス解消や精神統一、生命力向上などに利用され、インドの伝統医学である「アーユルベーダ」の一翼を担っています。

ヨーガの中でも一般のあいだで主流になっているのは「ハタ・ヨーガ」で、心身の健康保持と発達を目的とする治療体操として、その地位を固めています。ヨーガ・アーサナ(体位)には数多くのポーズがありますが、そのひとつである「蓮華坐《れんげざ》」を取り上げ、呼吸を中心に行った実験を紹介します。

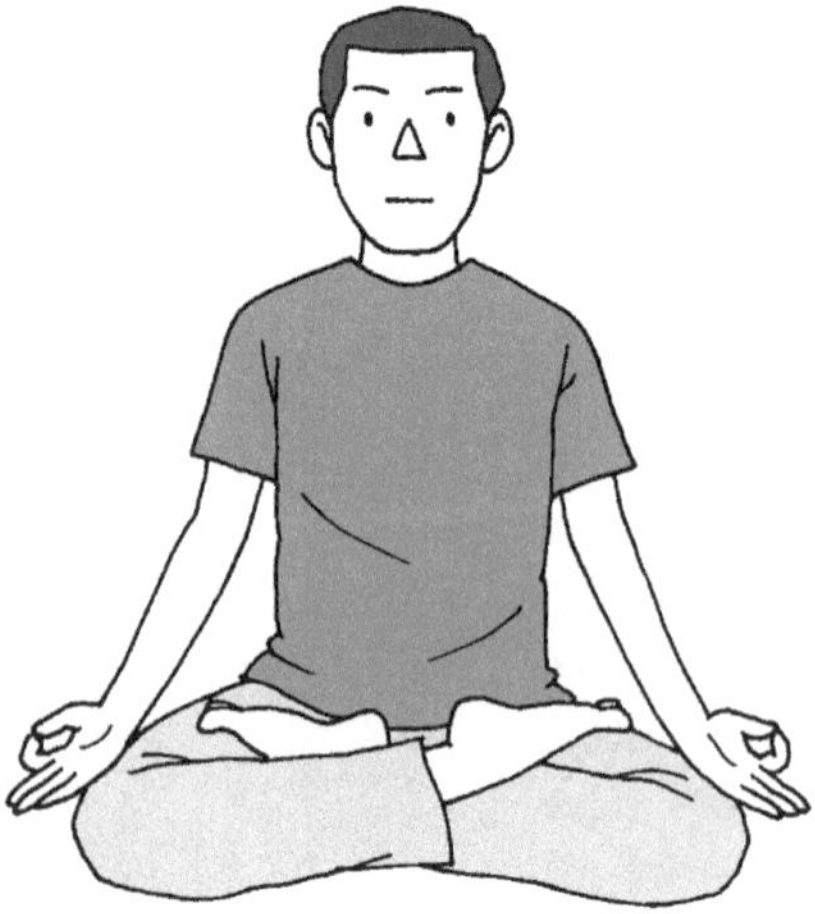

図4.6　蓮華坐のポーズ
左足を右大腿の上に載せ、次に右足を左大腿の上に載せます。仏教では結跏趺坐とも呼ばれます。

蓮華坐中の呼吸効果

ヨーガの実験では両足の裏を上に向けて組む蓮華坐の姿勢をとり、独特の呼吸法を行います。その呼吸法は一瞬のうちに鼻から息を吸い、7~8秒の長い時間をかけて口から息を少しずつ吐き出すというものです。蓮華坐を行っているあいだの換気量、呼吸数、酸素摂取量、炭酸ガス排出量を計測した結果が図4・7です。

実験の結果、まずガス交換の効率がアップしたことがわかりました。蓮華坐の熟練者では、換気量や呼吸数は減少しましたが、体重当たりの酸素摂取量や炭酸ガス排出量はそれほど低下していません。ガス交

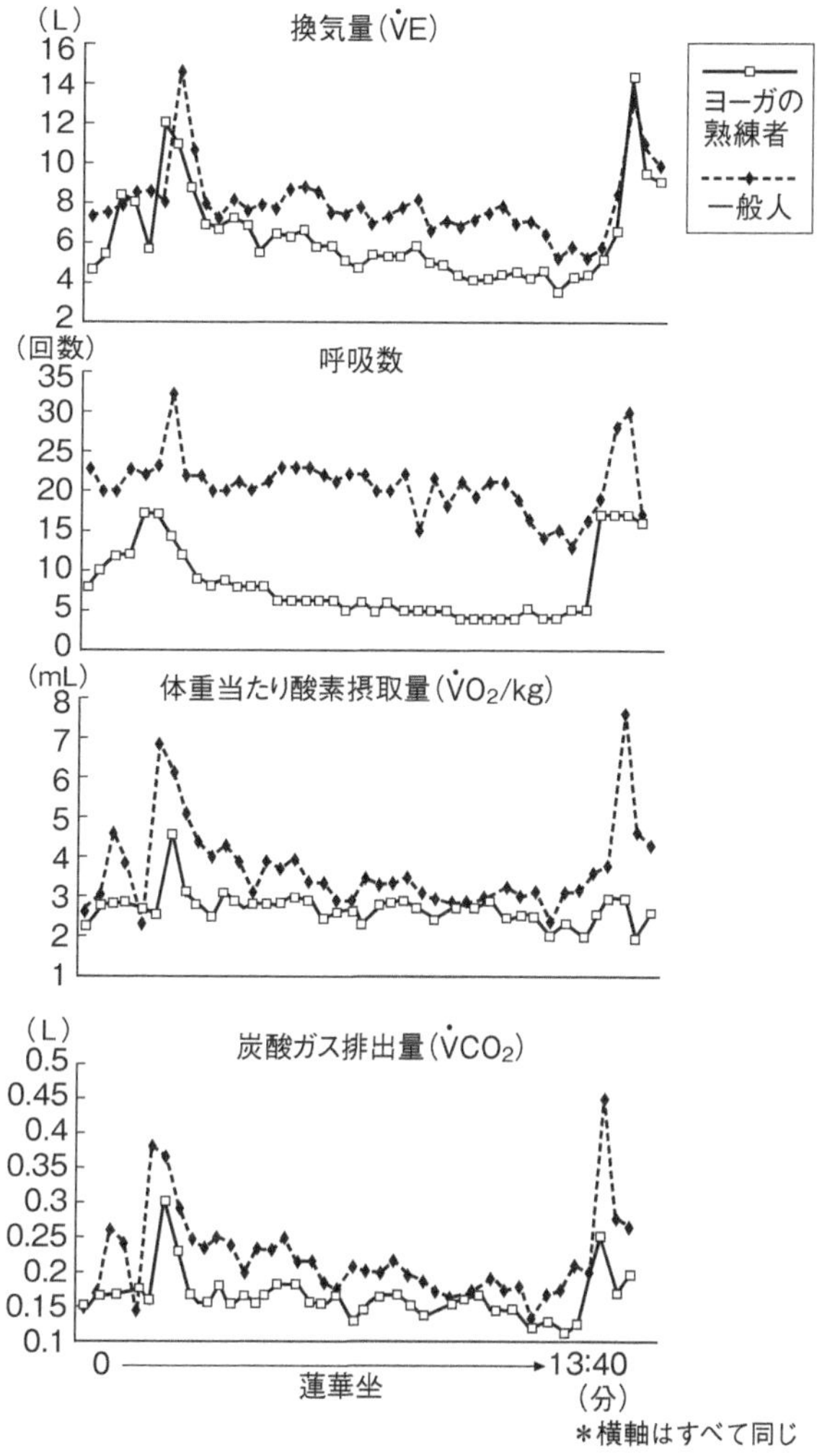

図4.7　蓮華坐時の呼吸運動の変化

換の効率が上がったことを示していますが、とくに蓮華坐の継続時間が長くなった場合にはその効果が顕著でした。

運動強度は0・6メッツにまで低下し、普通の安静座位での姿勢保持よりもエネルギー消費量が少なくなりました。じつに効率的な静的動作だといえます。

先の益気功と同様、脳波の計測結果もあります（図4・8）。蓮華坐をしているときの脳波を計測すると、熟練者では、リラックスしていることを示すα波やθ波の低周波数帯域成分が現れ、β波を中心とする興奮状態を示す脳波の出現はなくなりました。これは普通の座位姿勢とは異なる別の中枢神経系活動であることを示し、蓮華坐のヨーガが中枢神経系活動を興奮から鎮静化へと誘導し、呼吸運動もゆったりと落ち着かせていたことがわかります。

自律神経系の活動具合を見るために、心電図のRR間隔変動についても調べました。変動係数などの分析結果から、副交感神経活動が促進され、交感神経活動が抑えられることが確認できました。蓮華坐を行うことで、自律神経系活動バランスが変化し、癒しにつながる副交感神経の活動が増加したのです。

副交感神経活動が高まることで内臓諸器官の働きが活発になり、食物・栄養の消化、吸収、排泄も促進されます。蓮華坐のように静的な姿勢をとっていても、内臓の働きはかえって活性化さ

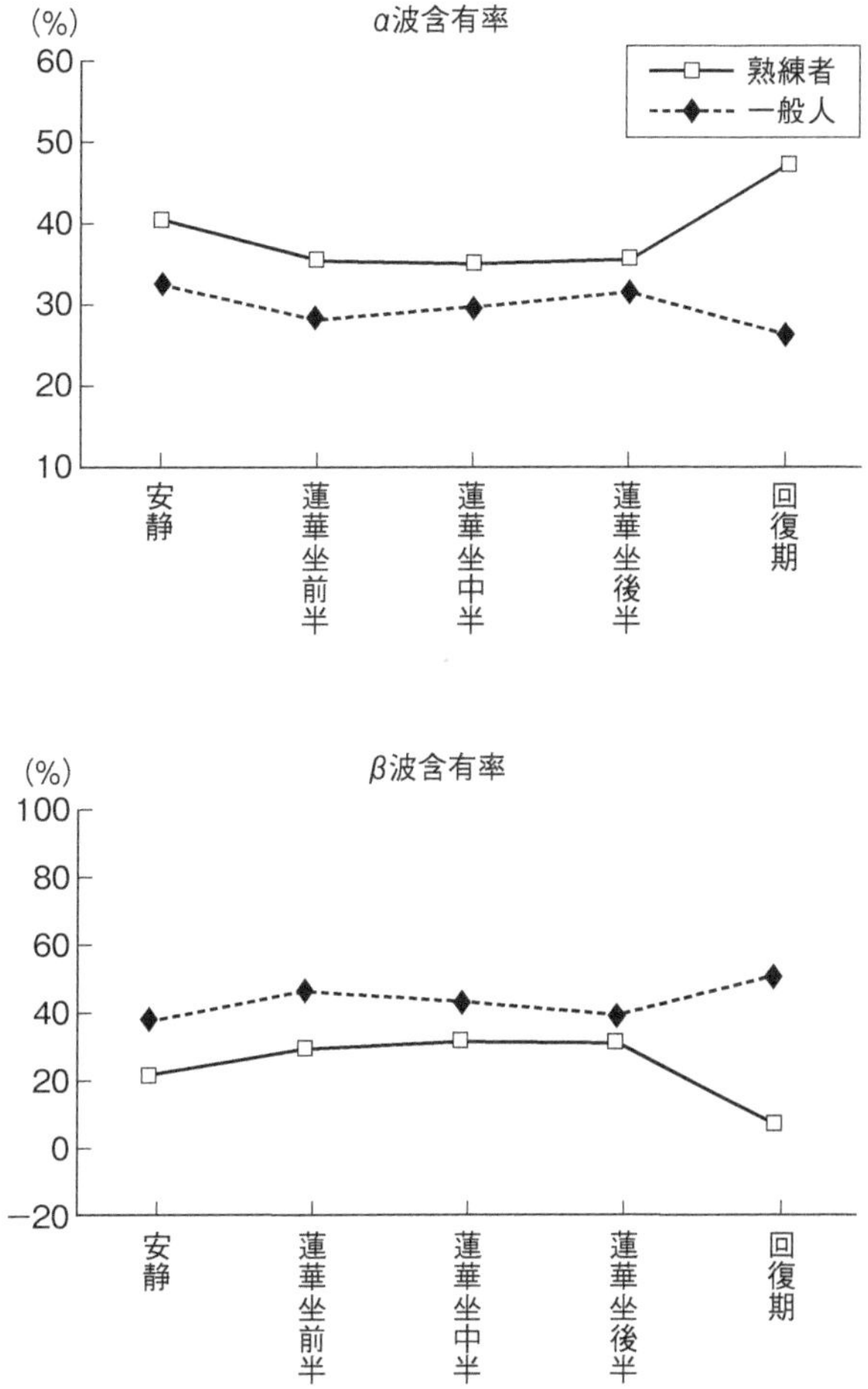

図4.8　蓮華坐時の脳波の推移

れるというのは驚くべきことです。蓮華坐では、呼吸によって軽い強度の有酸素運動と同等の効果を生み出すことが考えられます。

アーユルベーダの修行

インド医学であるアーユルベーダには、ウポワズと呼ばれる断食に近い健身法があります。ヨーガでは修行のひとつとされていますが、ウポワズはひたすら絶食を続ける断食とは異なり、野菜や梅干しなどの食物繊維性の食べ物を摂りながら、人為的に下痢を起こし、小腸や大腸の洗浄を行います。

はたしてウポワズにどれだけの効果があるのか。呼吸や生理学的な変化を、自転車を使った運動負荷法によって検証しました。この実験においては、アーユルベーダの基本的な修行法のひとつである腹式呼吸が運動中に見られました。また、ウポワズではその過程で断食をともないますが、この実験では節食によって空腹状態をつくることで行われました。

その結果、まず呼吸商の値から脂肪代謝が促進されることがわかりました。

節食して空腹状態にしたうえで運動したときのエネルギー消費を呼吸商で見ると、０・８５を示しました。糖質燃焼時の呼吸商は１・０、脂質燃焼時の呼吸商は０・７ですから、０・８５という数値から見て脂質50％、糖質50％が燃焼したことが推定されます。酸素消費量を1分当たり1リットルとすると、脂質燃焼から見てエネルギー消費量は1分当たり約5・0キロカロリーとなります。

この結果は、節食して空腹時に運動負荷をかけることが脂質代謝を促進するので、ふだんの生活では節食を心がけながら運動を行うことが肥満予防対策として大切であることを示しています。

一方、空腹状態は自律神経系にどのような影響を与えているのでしょうか。

心電図のRR間隔変動の分析を行うと、空腹時にはRR間隔の変動係数は低下し、交感神経の活動が活発になっていました。交感神経の末端から放出される伝達物質カテコールアミンも増加したことになり、空腹時には交感神経の活動が促進され、脂質燃焼に深く関与することがわかります。

交感神経活動が活発になることで酸素消費量も増加し、体内の糖質分解も促進されます。これは節食や空腹に対する身体の中の代償機能が働いたためとみられます。また、気管支などの呼吸関連の脈管系も拡張して、呼吸も滑らかに促進されました。

さらに、空腹状態で自転車回転運動を行うと、より一層交感神経活動が促進され、加水分解による脂質代謝がさかんになりました。空腹と運動の相乗効果として、ダイエットが期待できることがここでも明らかになりました。節食して運動することのダイエット効果が実験的に実証されたことになります。

ウポワズの生理学的な効果

摂食によって栄養素を取り込むことをプラス栄養と考えれば、ウポワズや節食による空腹状態はマイナス栄養と考えられます。ウポワズの効果を食べ物と内臓器官の運動の両面から整理してみました。

まずは腸壁の有害物質の排出があります。ウポワズではもともと人為的に下痢を起こしますが、空腹状態にするだけでも、小腸や大腸において消化されなかった糖質が、大腸菌や腸球菌などによって発酵され、炭酸ガス、水素、メタン、プロピオン酸になります。また、たんぱく質や脂質は腐敗して硫化水素やインドールなどを生成します。ウポワズには、こうした腸壁の有害物質を排出する効果があります。

またウポワズを行うことによって、脂肪の変質であるケトン体の排出が促され、内臓脂肪の蓄積を防ぐと同時に体内毒素を排出する効果があると考えられます。一種のデトックス効果ともいえます。

消化管ホルモンの分泌の面から見ると、十二指腸から空腸にいたる消化管から分泌されるモチリンというホルモンの量が増えることがわかっています。また腸管の蠕動運動が促進されることが確認されています。

さらに腸管の蠕動運動と分節運動の促進によって、いわゆる快便になり、ダイエットにつながります。ちなみにインド医学では２食習慣をすすめています。朝晩の２食によって節食を進め、ウポワズに近づけることになります。空腹が肥満予防につながる生活習慣です。

また脳波測定の実験結果から、瞑想や座禅と同じようなα波成分の脳波が現れ、爽やかな気分が醸し出されます。ゆったりとした精神状態とともに鋭敏な感覚が現れるようです。食べ物の摂り方によって気持ちが変わっていくことが観察されたわけです。

座禅の呼吸法

座禅の呼吸とその効果

座禅は有酸素運動というよりも、宗教的な悟り、精神修行を目指すものですが、これもまた呼吸を通じて行われています。

江戸時代中期の禅僧白隠の著書『夜船閑話』は、白隠自身が禅の修行で病を得て、衰弱の果てにたどりついた治療法を、修行に苦しむ弟子たちに示した書です。その中で白隠は、いわゆる丹田呼吸、腹式呼吸の極意を説いています。心は心をもって制することはできない、息（呼吸）をもって心身を養えというのです。

しかし、座禅による効果についての客観的なデータはほとんど見られません。それゆえ主観的で抽象的な表現から推定せざるをえない面もありますが、実験室での座禅実験によるデータをまじえながら、座禅の呼吸運動の効果について紹介します。座禅実験は壁に向かって30分間楽に座り続け（楽座）、脳波、呼吸運動、ガス交換について調べました。その結果、次のことが観察されました。

①呼吸数が約50％も減少し、1分当たり平均8回になりました。
②呼吸運動から見て、呼息（息を吐く）量が増え、呼息時間が長くなって、吸息時間が短縮されました。
③座禅中の脳波の中で、α波とθ波が増加しました。
④無意識のうちに深い腹式呼吸が行えるようになり、ガス交換は効率よくなりました。

以上のことから気持ちの鎮静化がはかられ、それが座禅を通じたさまざまな効果につながることが考えられます。日頃の悩みやストレスを忘れる、自己を見つめ直すことで、ありのままの自分を受け入れる素直な態度が養われる、生命を尊重する気持ちが生じる、人間の煩悩を払って心身一如の悟りに似た境地に近づく——などは、こうした身体状態によって得られるのではないかと思います。

呼吸数、脳波の状態などが、先に紹介したヨーガの蓮華坐の際に見られたものと非常に似ているので、精神面での効果と同時に、内臓諸器官の蠕動運動が促進されるという、身体面での健康効果も期待できます。

出羽三山の錬成修行というのがあります。いわゆる山伏修行です。禅宗における座禅と異なる形での修行ですが、目的が精神修養にあることは同じです。私が体験した出羽三山での2泊3日の座禅修行を紹介します。

出羽三山とは、山形県の出羽地方にある3つの霊山の総称で、羽黒山は現世、月山は過去の世の中、湯殿山は来世とされています。修行者は白い行衣をまとい、この3つの山をめぐり歩きながら、心身の浄化をはかるとともに精神修養を行うのです。

山中では沢を登ったり、道なき道を歩き続け、途中、滝行も行います。また、それぞれの山にある神社を参拝し、神拝詞を唱え、かしわ手を打つ神道の儀式も行います。滝行や沢登りの最中は呼吸が激しくなり、今していることに意識が集中するため、日頃の悩みやストレスを忘れます。

宿坊に泊まり座禅瞑想をするほか、食事、トイレ、入浴、洗面、掃除などの日常生活の所作も修行の一貫として厳格に行います。立つ、歩く、座る、寝る、唱える、拝むなどの基本動作を正確に行うことで、ふだんの立ち居振る舞いのときの呼吸も鎮静化されていきます。その結果、座禅中の呼吸数もより低下して、座禅に全身全霊をそそげるようになるものと考えられます。

歌唱による呼吸と健康効果

発声のメカニズム

発声には呼吸、とくに呼息が深く関係しています。声は、喉頭を通過する呼息が、声帯を震わせることで出ます。大声を出すには通過する空気の量を多くし、高い声を出すためには空気をより早く流す必要があります。歌を歌うことは典型的な呼吸法のひとつだといえます。そして歌唱力も呼息の出し方によって大きく変化します。

今、歌う機会としてはカラオケが主流になっていますから、ここではカラオケにおける呼吸とその効果について検証していきます。

声帯は喉頭の中にある帯状の筋肉のヒダで、発声はこの声帯の振動によって行われます。喉頭には甲状舌骨筋など左右7対の筋肉が働いていて、のどを震わせ、声帯を振動させます。この振動の仕方によって各種の声色が現れますが、物理的にその声帯振動を左右するのは、「喉頭の広さ」「声帯の帯の幅と長さ」「気管の広さ」、そして「舌の動き」です。

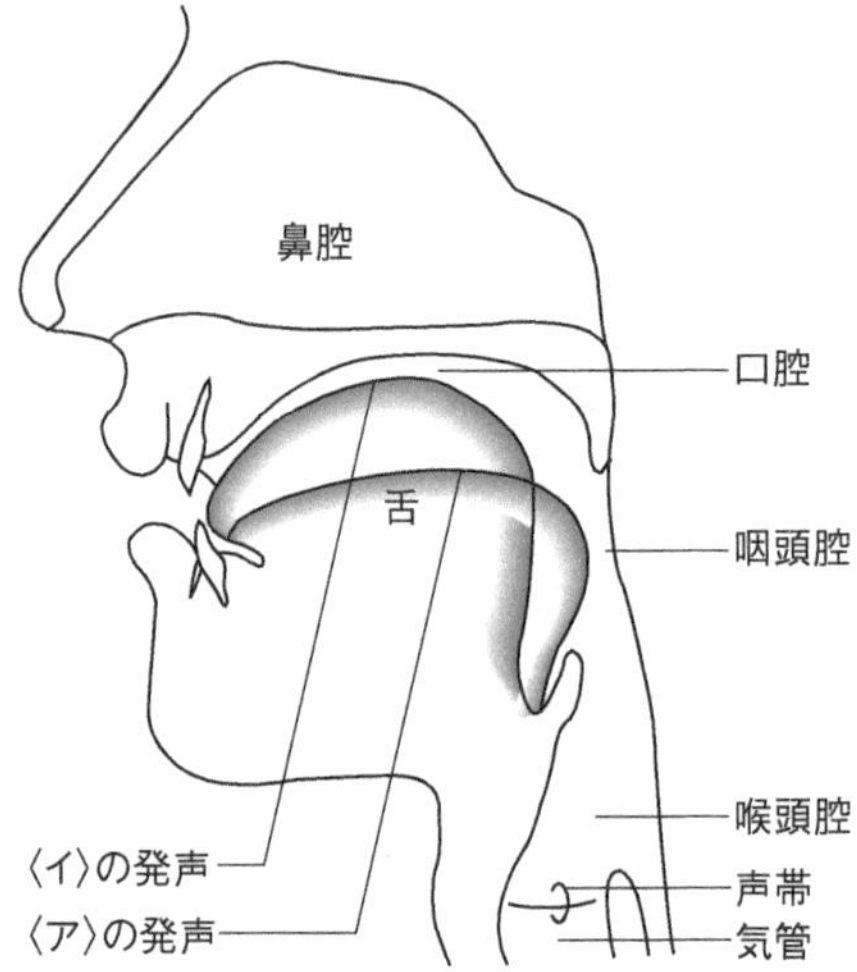

図4.9　発声時の口腔の様子
アの発声とイの発声では舌の位置が大きく変わり、また声帯の厚みなどを変えることでさまざまに声を変化させています。

声帯による空気の振動は主に口腔において共鳴して声音に変わっていきますが、このときには口腔と鼻腔が遮断され、舌の動きによって口腔や咽頭腔の形を変え、口唇の形によって共鳴音を変えるという動作が行われています（図4・9）。

さらに発声には空気を肺・肺胞から気管・喉頭へと押し出す圧力が必要であって、それを生み出すのは胸腔内の圧力であり、深い呼息を出す腹式呼吸と同じメカニズムです。

音程と音色の変化

喉頭の構造は男女によってやや差があり、それによって声に性差が生まれています。大人の男性に見られる喉仏は甲状軟骨といわれる部位で、声帯に結びついています。男性の声帯は前後左右に発達して太くなり、第二次性徴（12～13歳頃）で声変わりをして太くて低い声を生み出します。女性はこれが上下に伸びていくだけで、いわゆる声変わりはありません。

男性の声帯の厚さは13ミリメートル、女性は10ミリメートルで、この構造の差によって声帯の振動数は男性が１００ヘルツ、女性が２００ヘルツ前後となり、１オクターブの音程差が生まれます。

声帯も生活環境と栄養によって左右されるので、一般の骨格筋の発達成長と同じ経過をたどります。高齢になれば声帯の萎縮が起こり、長さも短くなり分厚くなって低い音の響きに変わっていきます。また、声帯の厚さはアルコールや香辛料などの強い刺激によっても変化します。いわゆる「酒焼け」の声がその例です。

歌を歌ったり、声にイントネーションをつけたりと音程や音質を自在に変えられるのは、声帯の振動差によります。声帯は弦楽器でいえば弦に相当し、高音を出すときは弦を指で押さえて震える部分を短くし、低い音を出す時には弦が震える部分を長くするのと同じ理屈です。たとえば裏声（ファルセット）を出すときには、声帯の響く長さの部分を半分にして高音を出しているのです。ただし、裏声を出すときは声門も半開きのままなので、呼息のパワーによって声帯の響きを半減させて高音を強めます。

声色は胸音と頭音に分けられますが、声色は声帯や喉頭壁のコントロールによって変わり、息の吐き方によって左右されます。また、つやのある声、奥深い声、悲しい声、うれしい声など、喜怒哀楽の感性を表現するのも呼息の仕方によるのです。

発声の質を左右するもうひとつの要素は、横隔膜や肋間筋などの呼吸筋群です。呼吸筋群の弛緩と収縮が呼息時の圧力と速度の変化を生み出し、発声の高低差や音程差を生み出すからです。呼吸筋群の動きは中枢神経からの指令によるところが大きいのですが、胸腔や腹腔の圧力差によっても変化します。カラオケで歌う際の音程と音色は呼吸と同様、意識的なコントロールが可能であり、それによって気持ちや感性、情緒性の表現ができるのです。

そのためには空気の流れを微小に調節することと、肋間筋などの呼吸筋群の収縮と伸展の巧みな調節が必要です。なかでも横隔膜の上下運動は音程と音色の巧みさを左右し、腹式呼吸による圧力差によって変わり、「丹田発声法」と呼ばれています。

カラオケによる癒し効果

口の動きは主に笑筋（咬筋）の働きによって生まれます。笑筋が働くと笑筋から神経信号（インパルス）が脳へ送られ、中枢神経を刺激します。その結果、意識レベルが向上してさっぱりとした気分になります。あくびをした後、すっきりした気分になるのも同じ効果だといえます。

また、大声を上げるのがストレス解消になるのは、腹筋や横隔膜を働かせることで、これらの筋紡錘からインパルスが送られてストレッチ反射が起こり、脳を覚醒させ、気分を爽やかにするからです。とくに発声による丹田呼吸を観察すると、呼息を多くするために圧力を加えることで、横隔膜の筋紡錘から頸椎に信号が送られ、第2章でも触れましたが、それが体幹の筋群にフィードバックしてリラックス効果を生み出します。

また、カラオケで歌うことは呼息を強調することであり、呼息の信号が脳幹を経て視床下部や海馬の脳神経に伝わります。すると脳内ホルモンの分泌が促されます。そのひとつがセロトニンで、海馬から分泌され、気持ちを楽にする効果を生みます。また視床下部からβエンドルフィンが分泌され、鎮静効果を生み出し、気持ちを落ち着かせます。

カラオケで歌うことによる癒し効果を整理すると、次のようになります。

①脳内ホルモンが分泌され、心の癒しと安心感が生まれます。気持ちがリラックスし、ストレス解消効果があります。

②呼吸中枢の中の呼息中枢を刺激し、迷走神経・副交感神経系の働きを高め、主に内臓諸器官の

活動を促進させます。内臓器官が活発に働き、体調が整えられます。
③呼吸筋群である肋間筋や横隔膜の筋紡錘やゴルジ腱器官を刺激し、ストレッチ反射を誘発することで、体幹部のリラックス効果が現れます。
④呼息中の炭酸ガス分圧が4・0〜6・0％にまで達し、静脈洞の炭酸ガスセンサーを刺激して血管が拡張され、呼息量を多くします。その結果、血圧は降下し、リラックスした身体の状態が生み出されます。
⑤発声によって気持ちや感情の表現が可能となり、欲求不満が解消され、満足感が得られます。あくまでもカラオケで歌っている本人の気持ちが大切ですが、聴いている周囲の人たちにも快い気持ちを醸し出します。
⑥丹田発声法によって副交感神経の活動が活発になり、ストレス解消につながります。

カラオケの効果は心の癒しであって、楽しむこと、巧みに歌うことによって気持ちが満たされます。歌うことは心の表現であって、呼吸運動のひとつです。いつでも、どこでも、自由に歌うことが大切です。

第5章

健康と活力を生み出す呼吸体操

気功やヨーガ、ウポワズ（断食）、座禅など、呼吸を大切にする東洋的な健身法が自律神経系によい影響を与え、精神の安定や内臓機能の促進、血圧の低下など、さまざまな効果をもたらすことを明らかにしてきました。

とはいえ自分ひとりでこれらの呼吸法を始めようと思っても難しく、気功やヨーガのレッスンに通うのも敷居が高いと感じる人は多いのではないでしょうか。

そこで最終章として、いつでも、誰でも、どこでも、自由に実践できる呼吸体操を紹介したいと思います。

このうち腹式呼吸を会得するための「呼吸体操」と「癒しの長寿体操」は、著者自身が気功などを参考に考案したオリジナルの体操です。とくに息を吐くことを強調し、心身への効果を最大化する方法としてまとめました。同様に、誰でもひとりで気軽にできる呼吸体操として、真向法と益気功を紹介します。いずれも10分程度で行える呼吸体操で、運動強度は軽く、2・5〜3・2メッツ程度です。

これらの呼吸体操や動作の目的は「調心・調身・調息」で、気持ちをゆったりとさせ、気分を爽やかにすることにあります。呼吸は生命の根源であり、健康と活力の源です。ぜひ実践してみてください。

腹式呼吸を会得するための呼吸体操

まず仰向けに寝た状態になり、全身の筋肉をリラックスさせます。

臍の下の丹田に意識的に力を入れ、息を長く吐きながらできるだけ深くお腹をへこませます。最初は10秒ぐらいから始め、徐々に吐く時間を長くしていき、約20秒間吐き出し続けるようにします。最初に鼻から息を一気に吸い、吐くときは吸う時間の5〜6倍の時間をかけてゆっくりと口から吐き出していきます。

次に両脚を肩幅に開いて立ち、両手のひらを下腹部に当て、そこに意識を集中します。大きな声で1から8までの数字を発声します。イーーーチ、ニーーーイ、サーーーン、ヨーーーン、ゴーーー、ローーーク、シーーーチ、ハーーーチと、ひとつの数字について5秒くらいかけてゆっくりと呼称します。

次に母音を発声します。アーーー、イーーー、ウーーー、エーーー、オーーーと、ひとつの母音につき約6秒ほどかけて発声し、次の母音との間には3秒くらいの休みを入れ、そのときに鼻から息を吸います。

このようにして数字や母音を唱えることで、腹式呼吸法が習得されていきます。息を吐き出し続ける一種の発声法でもあります。声はお腹に響くような低音のほうが効果的です。

また、下腹部位を意識させる方法として、椅子に腰掛けて上体を倒したり、物を抱え込む動作を行うのもいいでしょう。この動作中に数字を唱えたり、母音を発声することによって、効果的に呼息を強調した腹式呼吸を会得することができます。

癒しの長寿体操

東洋における健身法はすべてが呼吸の仕方に基づいていて、とくに息を吐くこと（呼息）を重視したものが多くなっています。たとえば気功では、手足の動きを使って呼息を楽に長く続けるのを助けます。より多く息を吐くことを強調することで、身体の動きが自然と呼息を深くうながすものになります。

こうした呼吸法を重視している気功や中国体操の「練功十八法」「導引功」「五禽戯」「五段錦」などのゆっくりとした動作を参考に、アレンジを加えて著者独自の健康呼吸体操を考案し、「癒しの長寿体操」と名づけました。この体操には11種類の基本的な動きがあり、いつでも、どこでも、誰でも、自由に、簡単に行える特徴を持っています。高齢者に向けた健康づくりのための長寿体操としても適した動作になっていますので、ぜひ活用していただきたいと思います。

「癒しの長寿体操」の具体的な身体の動かし方と順番を図解しました。

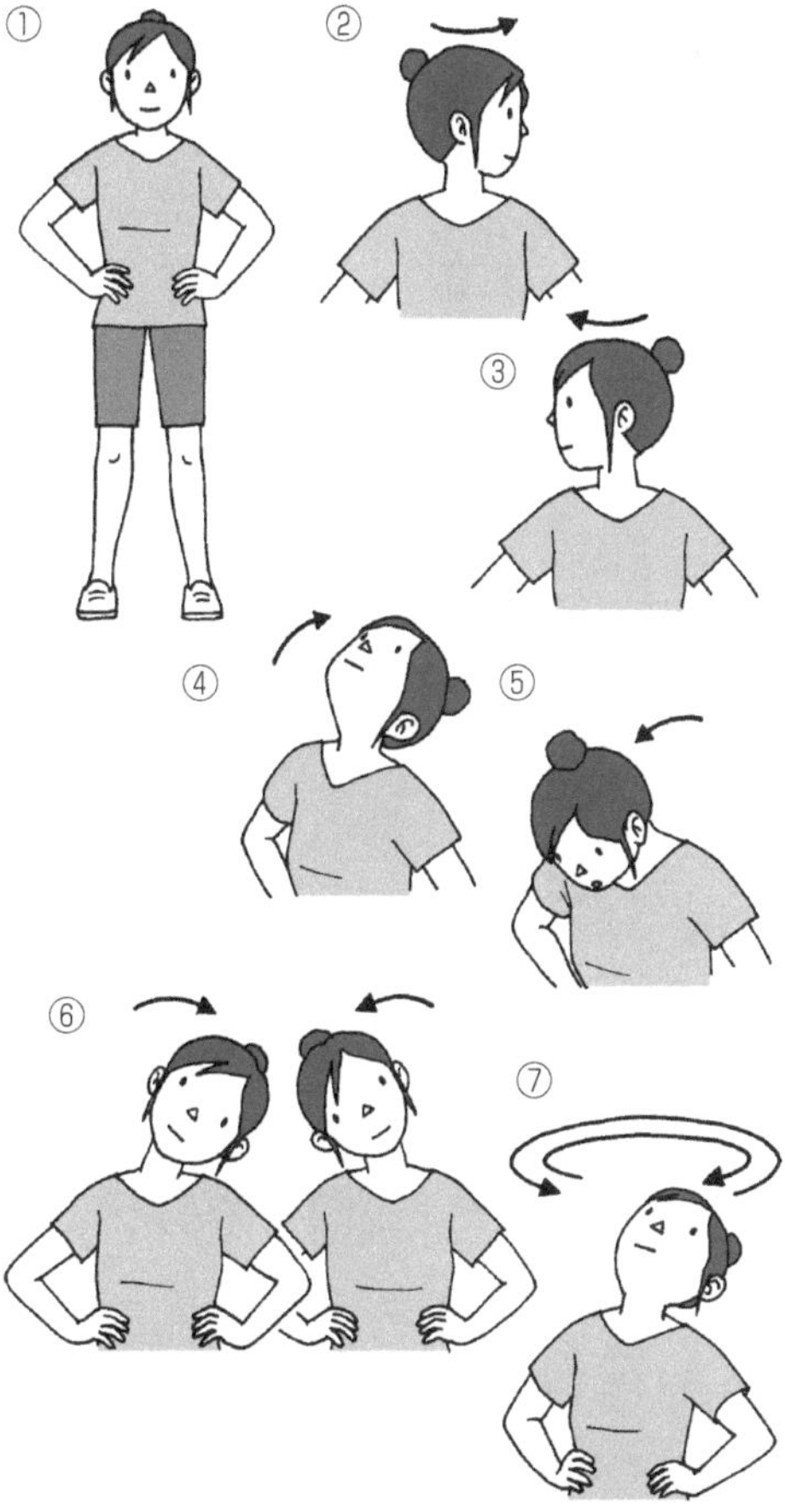

●第１節　首の運動

両脚を肩幅に開いて立ち、両手を腰に置きます。首を左右上下に順に向け、次に左右に傾けます。最後に左右に回します。

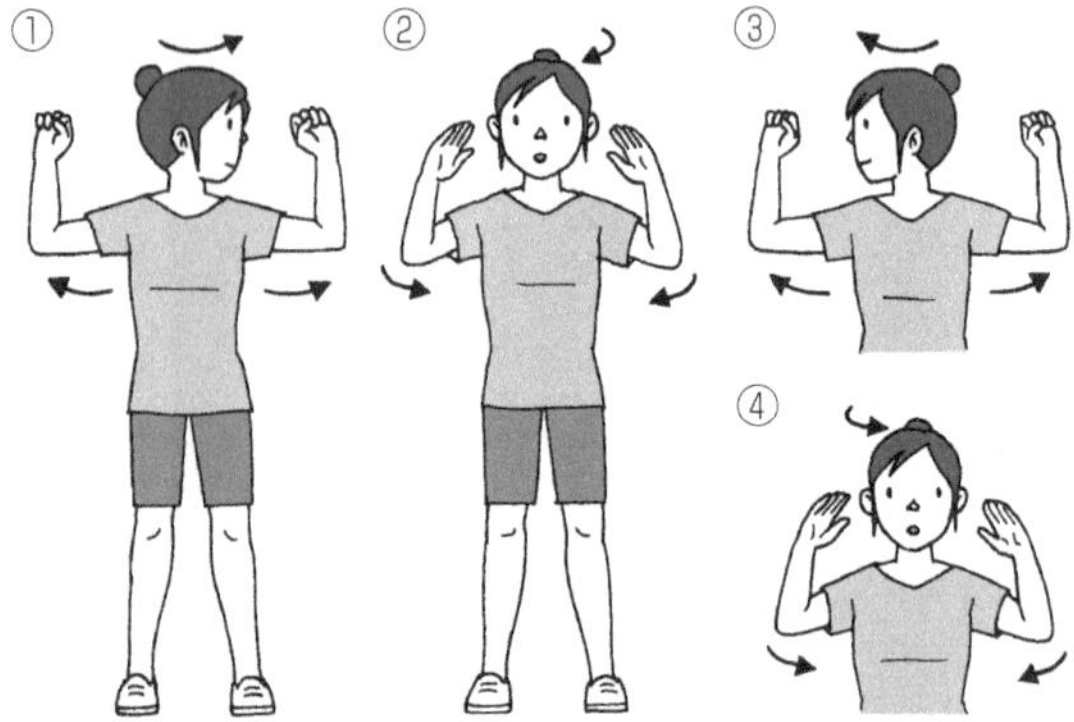

●第2節　胸を広げる

両手を握ってこぶしをつくり、肩甲骨を寄せるように胸を広げます。同時に顔を左に向け、胸を広げ終わったところで手を開きながら戻します。次に顔を右に向け、同じ動作を繰り返します。

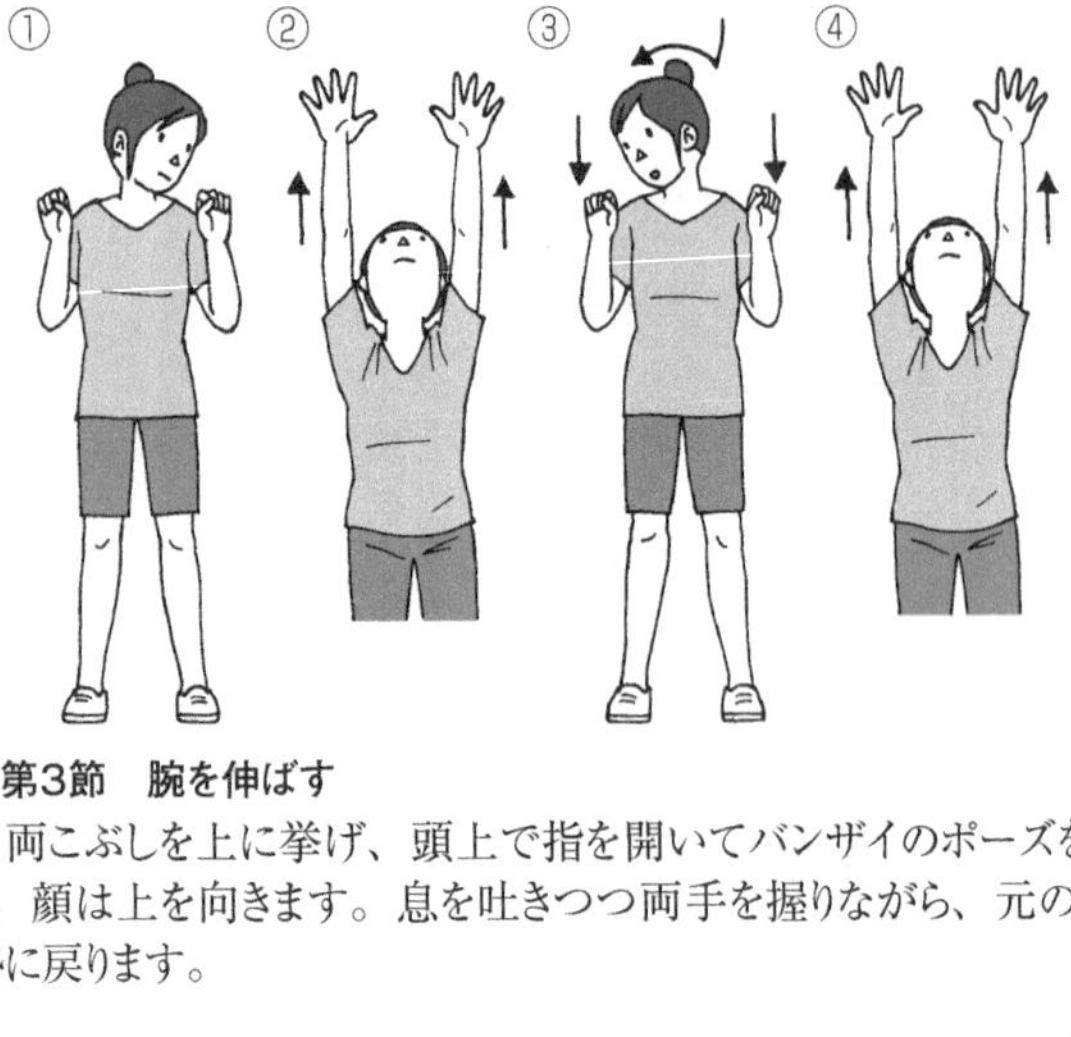

●第3節　腕を伸ばす

両こぶしを上に挙げ、頭上で指を開いてバンザイのポーズをとり、顔は上を向きます。息を吐きつつ両手を握りながら、元の姿勢に戻ります。

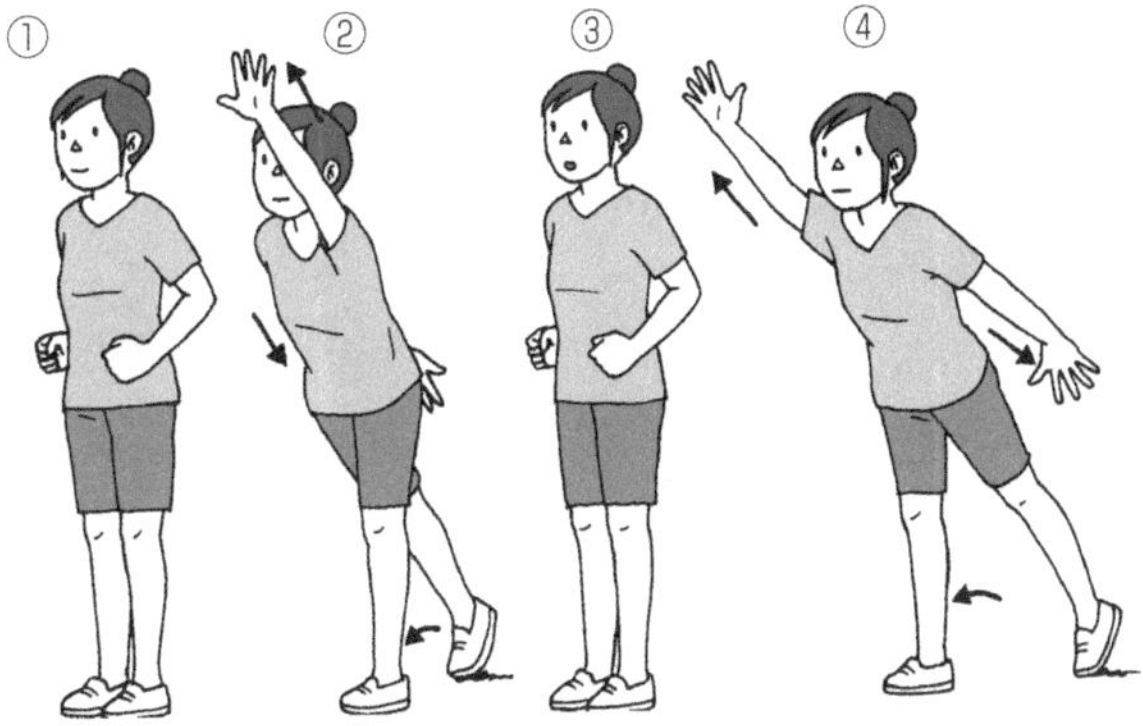

●第4節　両腕、両脚を交互に伸ばす

両足を揃えて立ち、両こぶしを腰につけます。左足を一歩前に出しながら左腕を斜め上方に突き出し、右足のかかとを少し挙げます。次に息を吐きながら両腕・両脚を元の位置に戻します。次に右足を一歩前に出し、右腕を斜め上方に押し出して同じ動作を行います。

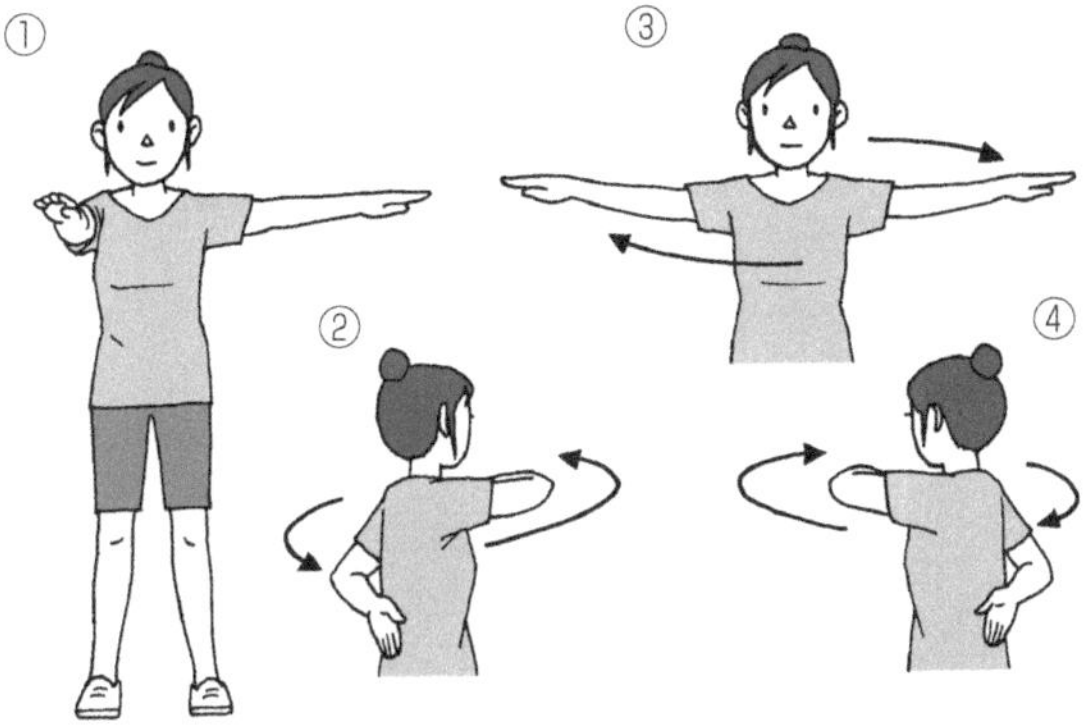

●第5節　上体を回す

両腕を左右水平に伸ばして広げ、両腕と腰を同時に回します。これを左右に4回繰り返します。

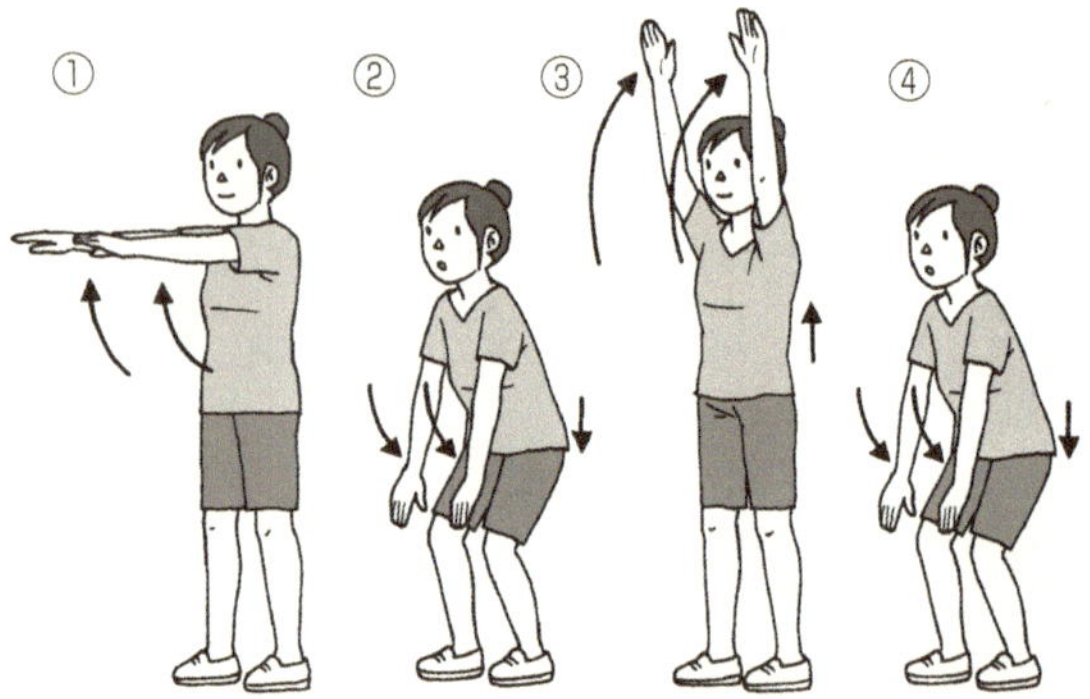

●第6節　膝の屈伸

両足を肩幅に開いて立ち、両腕を体側の腰に置きます。両腕を肩の高さまで挙げ、次に両腕を降ろしながら膝を曲げます。両腕を頭上まで挙げ膝を伸ばし、降ろしながら膝を曲げます。これを2回繰り返します。

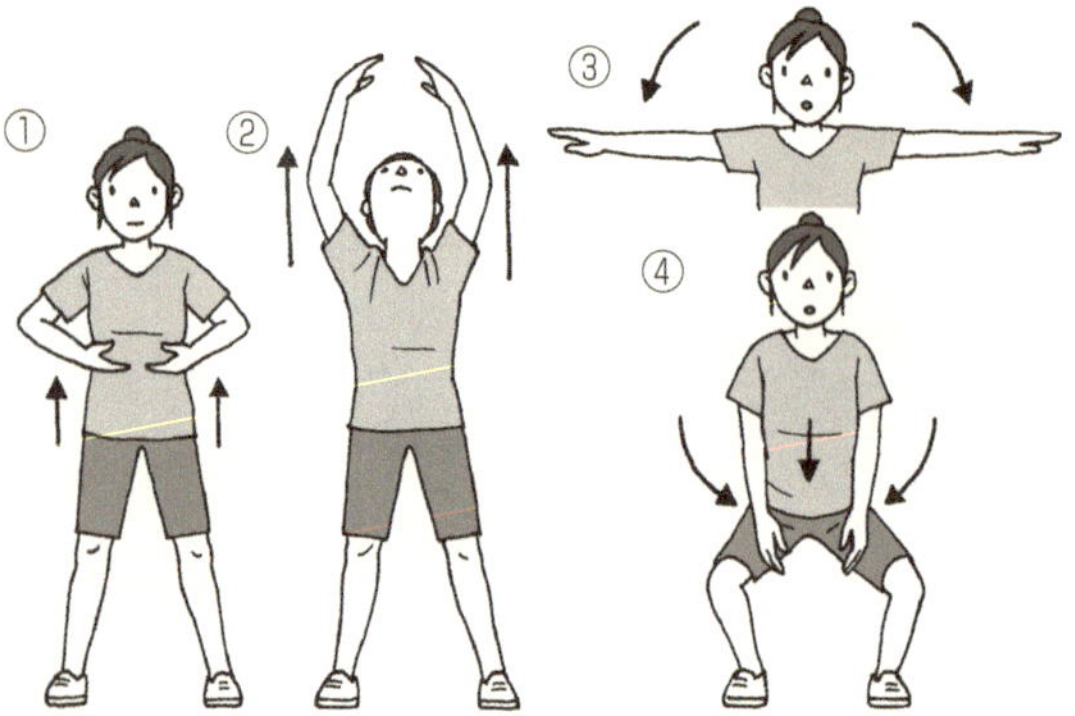

●第7節　両手を上下左右に

両足を肩幅の1.5倍程度に開いて両腕を体側の腰に置き、両腕を頭上に挙げます。両手は頭上で屋根の形をつくります。続いて両腕を左右に開いて降ろしていき、肩の高さになったら、腰をやや落としながら両腕を近づけます。続いて両腕を挙げなげら②のポーズをとり、最後に両腕を開いて体側に降ろします。

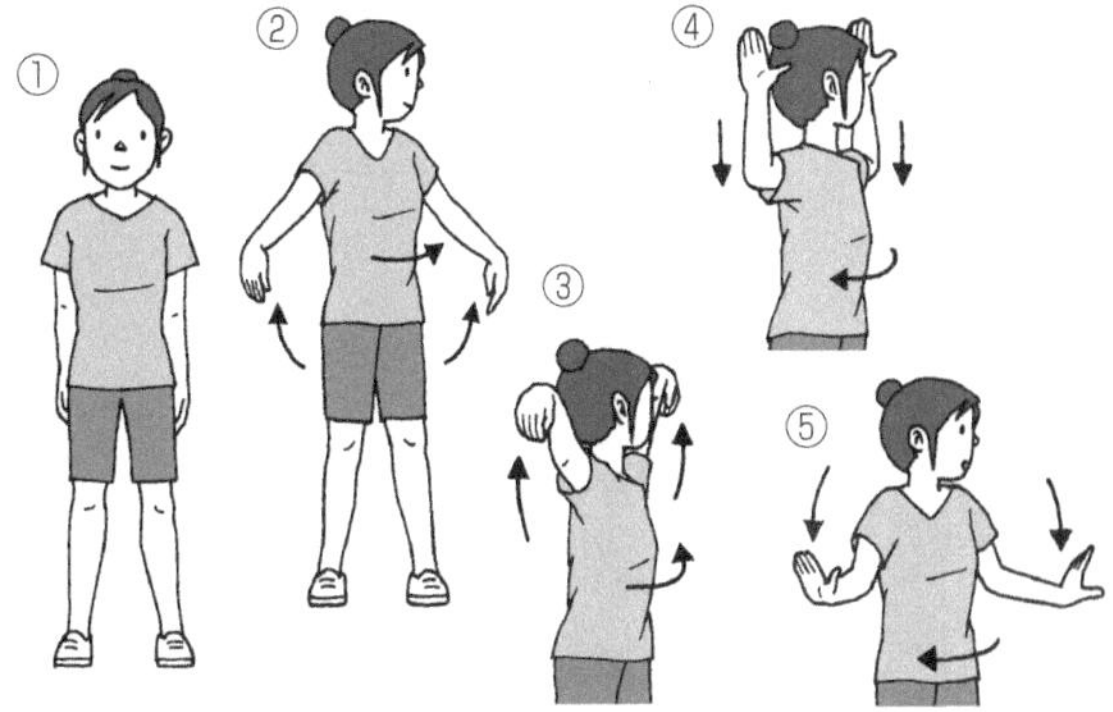

●第8節　手のはばたき

両足を肩幅に開き、腰を左に回しながら両腕を体側に沿って挙げていきます。鳥が羽ばたくように両腕を挙げ、次に降ろします。そして腰のひねりを戻しながら両腕を体側に戻します。右方向にも同じ動作を繰り返し、これを2回ずつ行います。

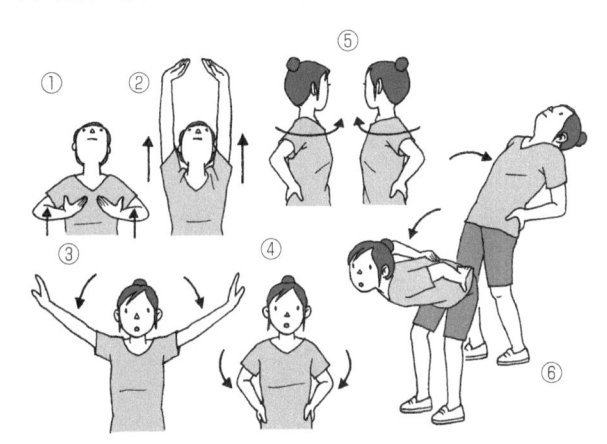

●第9節　腰を回す

両足を肩幅に開き、腰を左右、前後の方向にそらします。両腕を伸ばして左右に広げ、腰を折り曲げます。

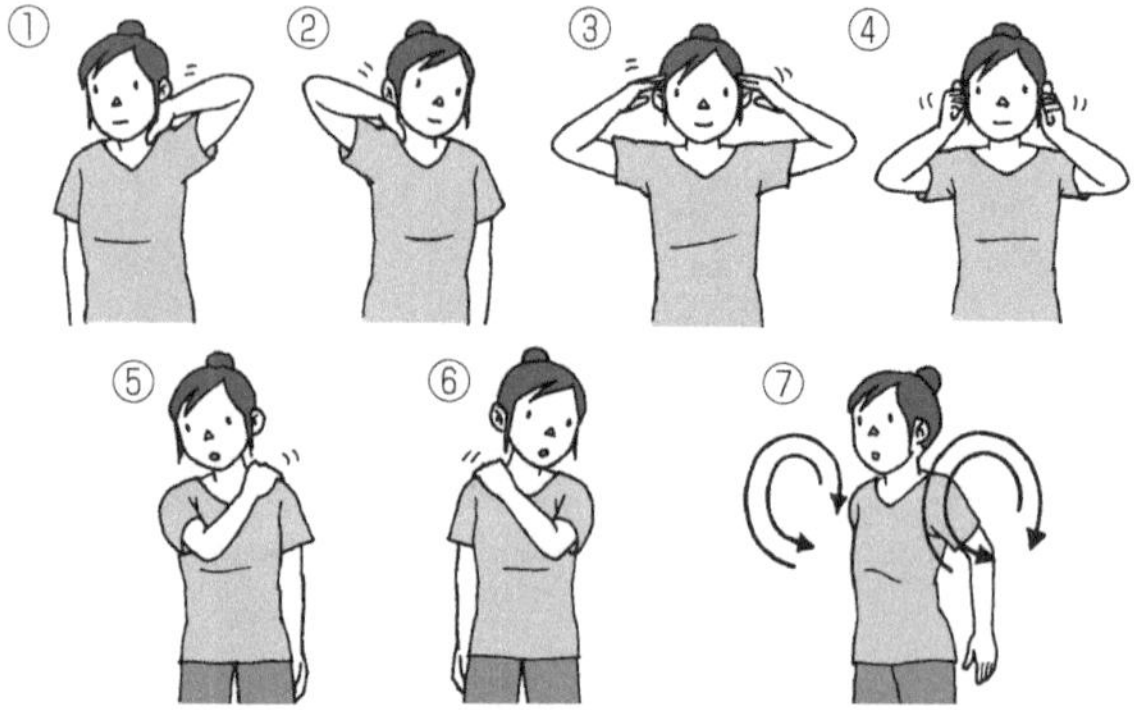

●第10節　首のもみほぐし

首の頸部を4回もみ、こめかみを4回もみ、その後に耳と肩を4回もみます。そして両肩を前後に回します。

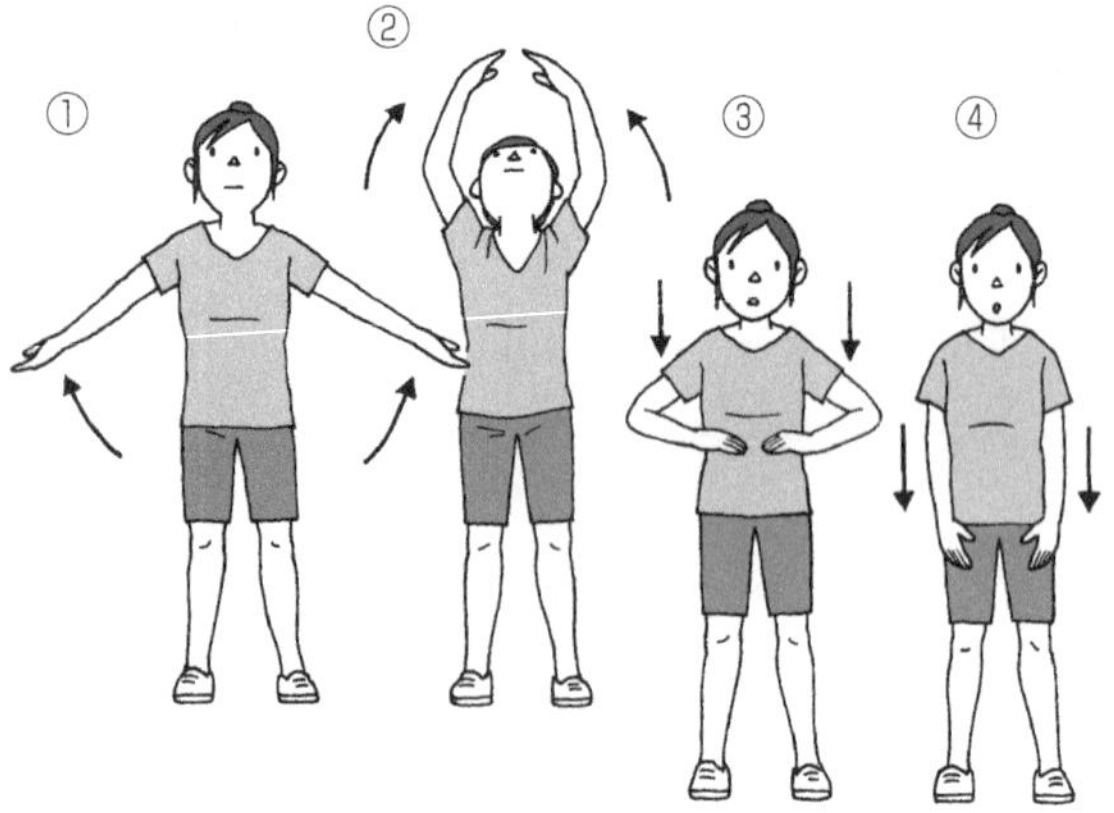

●第11節　深呼吸

手のひらを上に向けた状態で両腕を頭上に挙げながら深く息を吸い、屋根の形をつくってから、ゆっくりと息を吐きながら降ろします。

自律神経系のバランスを整える真向法

真向法は長井津さん（1889～1963）が考案した健康呼吸体操です。長井さんは若くして実業家として財をなしましたが、脳卒中で倒れて左半身不随になり、医者からも見放されてしまいました。そんなおり、ふと目にしたお経からヒントを得、自分なりに座ったままの体操を試みていたところ、不自由だった身体が少しずつ動くようになったという体験から真向法を生み出しました。

真向法は一見、柔軟体操のようにも見えますが、実際にはお腹をへこませる腹式呼吸体操です。身体の柔らかさには個人差があって当然ですから、どれだけ身体が曲がるかといった形を求めるよりも、腹部を刺激する体操としてとらえましょう。

真向法は無理なく、どこででも簡単にできる体操です。ここで紹介する第1から第3の3つの体操は、すべて腹部をへこませることで腹圧を加え、息を吐き出しやすくすることで脳幹部にある呼吸中枢を刺激し、副交感神経の働きを促進させます。

毎日少しずつでも継続することで自律神経系のバランスが整えられ、萎縮した身体を伸ばすことができるうえ、リラックス効果も抜群です。現代人にとって精神的な健康づくりと癒しの効果の高い体操だといえます。

朝、晩はベッドの上で3分間行い、昼も椅子に座ったままでよいので3分間行います。また、第4体操は吸息中心で、第3体操までとくらべて難しい面もありますが、最後に参考としてあわせて紹介しておきます。

真向法の体操はあくまでも腹部刺激体操であって、ここでは腹部をへこませる手段ととらえてください。この方法を各自の体の具合によって自由に、ゆっくりと安全に行います。無理せず、毎日続けることで腹式呼吸の効果が現れます。あくまでも呼吸体操ですから、体操中の呼息運動を強調し、息を長く吐き続けることがポイントです。

①

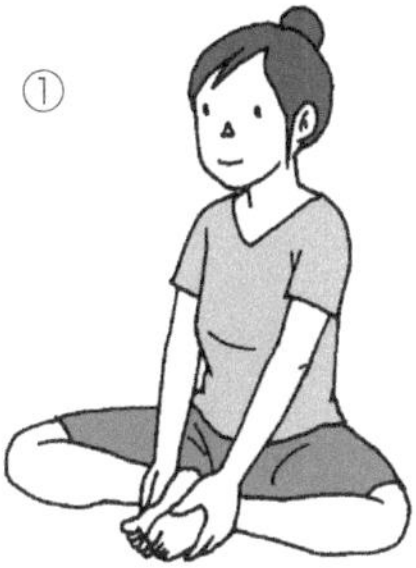

②

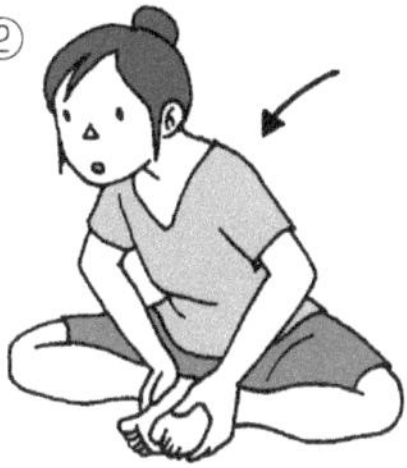

③

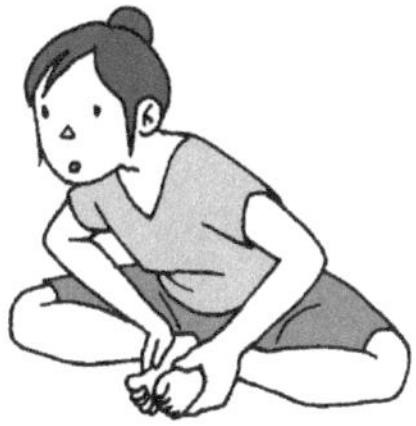

④

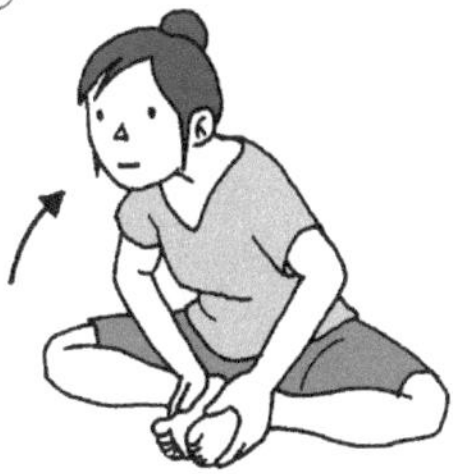

●第1体操

①あごを引き、胸を張りながら安楽座位をとります。両膝と踵が一直線上に揃い、膝が床につくのが理想的です。
②この姿勢から、息を吐きながら、目線はまっすぐ前を見ながら、無理をしない範囲で上体を前に倒していきます。背中は丸めず、なるべく伸ばした状態で行います。
③前屈姿勢のまま約20秒ぐらい静止し、そのあいだ息を吐き続けます。
④上体を起こしながら息を吸い込みます。

　これを2～3回繰り返します。前屈姿勢は各自のできる範囲で行います。前屈したときに足首を手でつかむと呼息がしやすいでしょう。

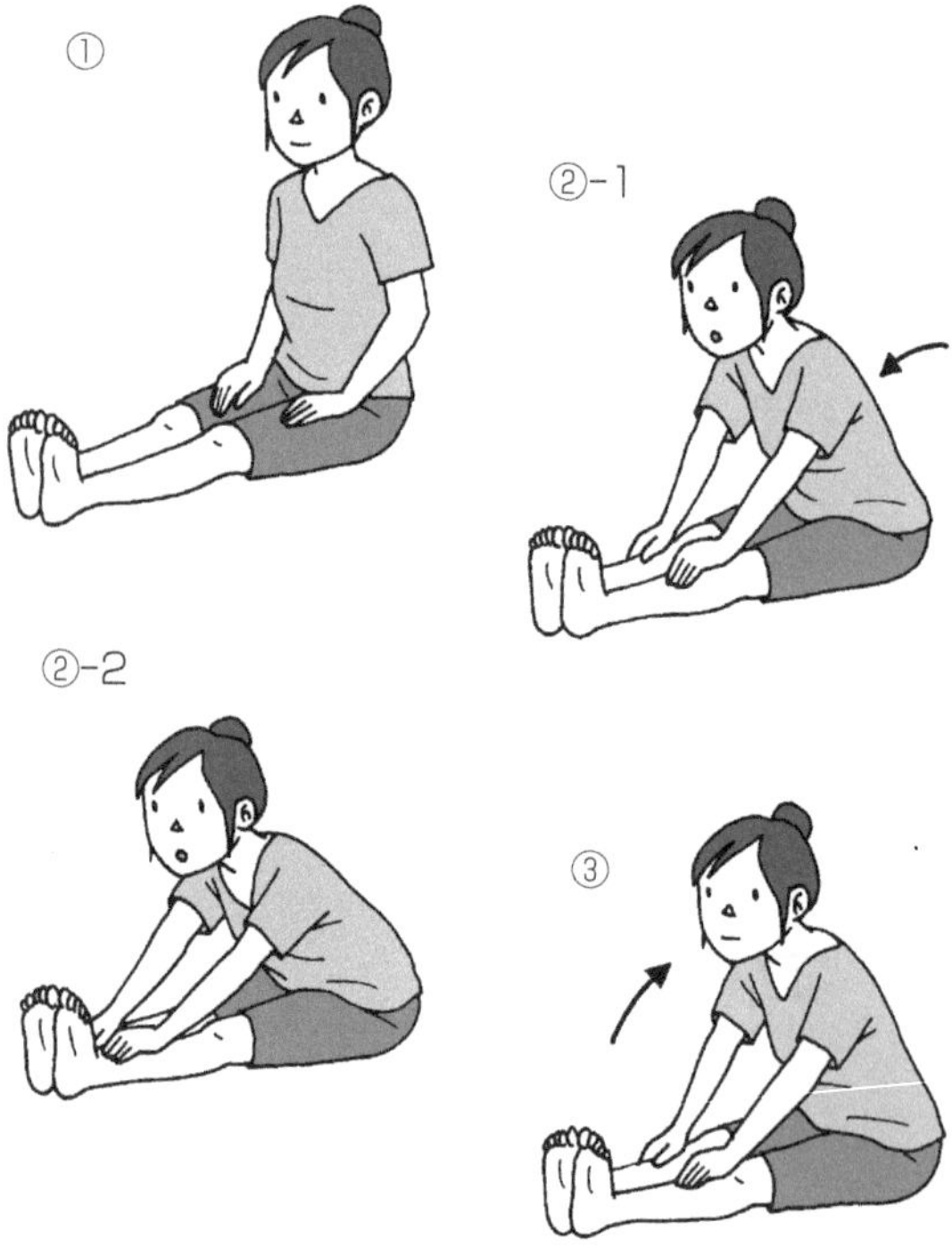

●**第2体操**

①両脚を伸ばして揃えて座り、足先を上に立てて下脚を可能な限り伸ばします。膝も無理のない範囲で伸ばして座ります。

②この姿勢から序々に前屈し、上体を崩さずに可能なかぎり両脚に頭を近づけます。この前屈姿勢を約20秒間、息を吐き続けながら保ちます。

③徐々に上体を起こし、一気に息を吸い込みます。

　これを2〜3回繰り返します。無理にお腹を両脚につけようとする必要はなく、膝を曲げたままの前屈姿勢でもかまいません。太ももの後ろを痛めないように無理のない範囲で行います。

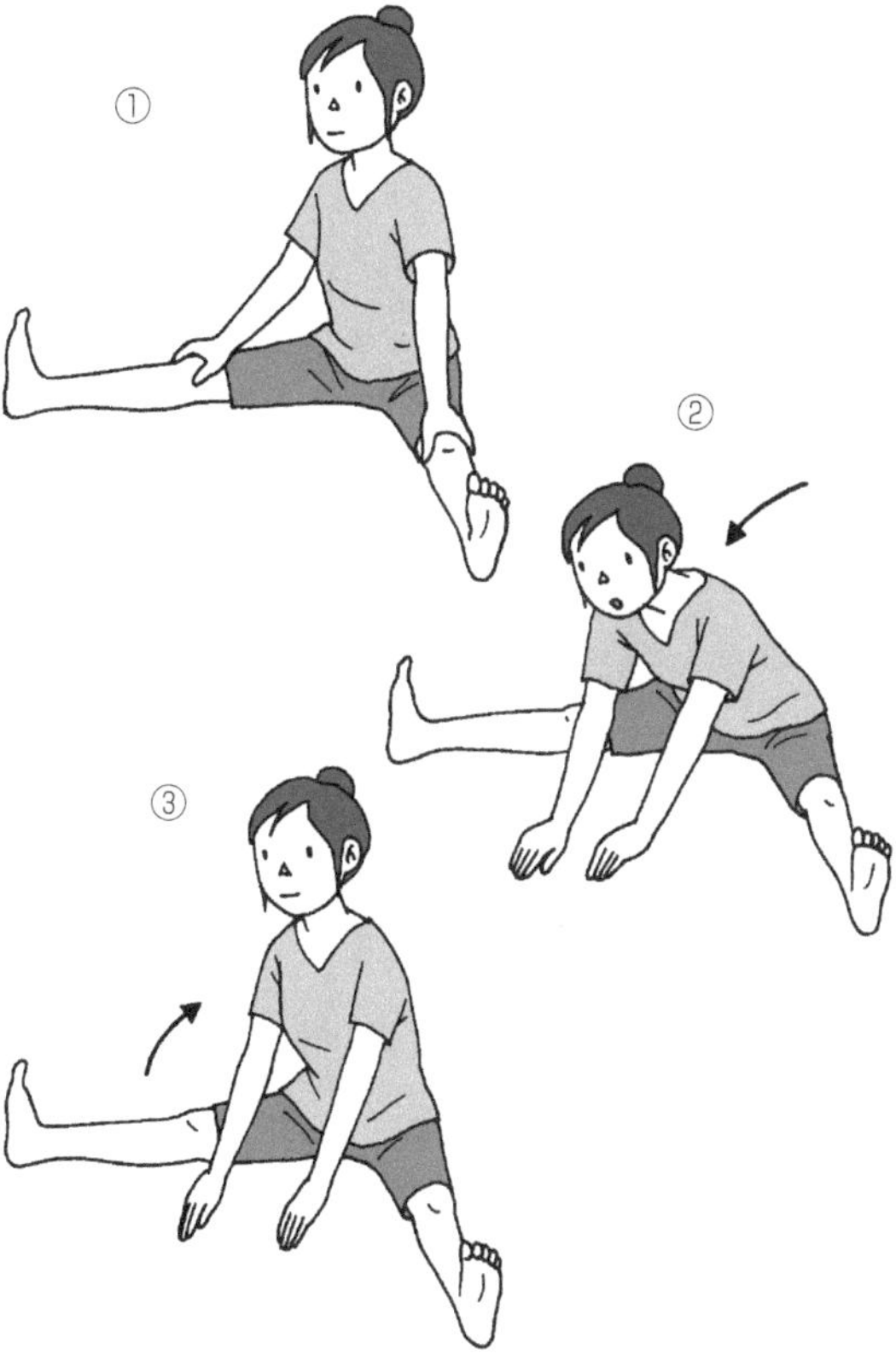

●**第3体操**

①座った状態で両脚を左右に大きく開き、背筋を伸ばします。足先を上に向けておきます。
②ゆっくりと息を吐き出しながら前屈し、無理のない姿勢で約20秒間この姿勢を保持します。
③上体をゆっくりと起こしながら息を吸い込みます。

これを2〜3回繰り返します。膝を少し曲げてもかまいません。無理に脚を開くことや、頭を床につける柔軟性が目的ではありません。

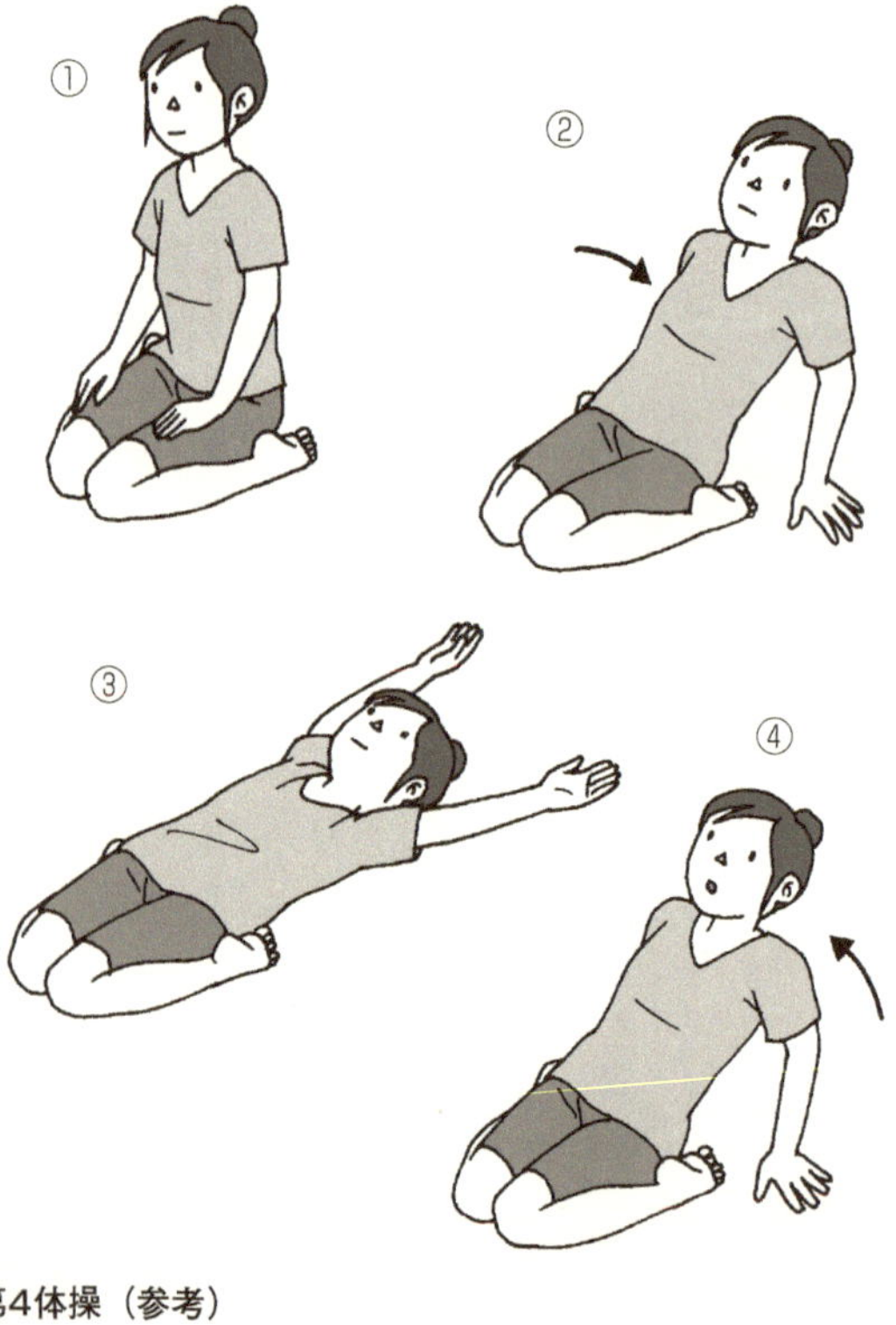

●第4体操（参考）

①脚をお尻の幅だけ開き、両脚の間にお尻を落として座ります。お尻が浮いてしまうときは、座布団を2つ折りにして縦にお尻の下にはさみます。

②この姿勢から後ろに手をつき、上体をゆっくりと後方に倒します。

③無理のない範囲で背中を後ろに倒して約10秒間静止します。その間、息を吸い続けます。

④ゆっくりと上体を起こしながら息を吐き出します。

以上の動作を2～3回繰り返します。

ストレス解消体操の益気功

第4章でその効果を検証しましたが、練功十八法の「益気功」はストレス解消のための素晴らしい呼吸体操です。

益気功には18節の体操がありますが、ここではその中でとくに腹式呼吸が強調されている5つの動作（第2節、第4節、第10節、第16節、第17節）を紹介します。それ以外の動作はマッサージやツボ刺激用のもので、直接腹式呼吸を強調した体操ではないからです。

この5つの動作を行うことで呼吸がやりやすくなり、呼息が強調されて肋間筋や横隔膜の呼吸筋群の働きが活発になり、副交感神経が働きます。誰でも無理なくできる動作なので、高齢者にも最適な体操としておすすめできます。

分節	動作名称	主たる筋肉・関節強化部位	メッツ（運動強度）	呼吸法その他
第１節	自然呼気《つぅらんふーちぃ》	横隔膜	1.4	自然呼吸
第２節	呼吸練気《ふーしーりぇんちぃ》	横隔膜、腕	2.4	両手を挙げるときは吸い、降ろすときは吐く
第３節	亮翅吸気《りぁんちぃしーちぃ》	横隔膜、胸と腹	2.7	手足を交互に開くときは吸い、閉じるときは吐く
第４節	下蹲吐気《しぁどぅんとうちぃ》	横隔膜、胸部、足の前側	2.4	両手を挙げるときは吸い、降ろすときは吐く
第５節	按摩理気《あんもおりぃちぃ》	胸と腹	2.0	マッサージ
第６節	摩面暖気《もおみぇんぬぁんちぃ》	顔面、頭皮	1.9	マッサージ
第７節	擦頸平気《つぁーじんぴんちぃ》	首	1.7	マッサージ
第８節	推頸緩気《とぅいじんほぁんちぃ》	首の後ろ	1.6	自然呼吸
第９節	拍胸松気《ぱいしぉんそんちぃ》	胸と背中	1.8	マッサージ
第10節	提臂寛気《てぃぴぃくぁんちぃ》	胸、横隔膜	2.5	腕を挙げるときは吸い、降ろすときは吐く
第11節	開胸順気《かいしぉんしゅんちぃ》	横隔膜、腕と足腰	2.3	自然呼吸
第12節	看手運気《かんしょうゆんちぃ》	胸腹部、腰腿部	2.2	自然呼吸
第13節	上下通気《しぁんしぁとんちぃ》	胸腹部、四肢、腰	2.8	上肢を挙げるときは吸い、降ろすときは吐く
第14節	転 腰舒気《ぢゅぁんやおしゅーちぃ》	横隔膜、胸腹部、首、腰、腕、手首	2.9	手を挙げるときは吸い、降ろすときは吐く
第15節	俯仰補気《ふうやんぶうちぃ》	首、胸、腹、肩、腰	2.7	両手を挙げるときは吸い、開くときは吐く。両手を閉じるときは吸い、前屈するときは吐き続ける
第16節	仆歩壮気《ぷーぶぅぢゅぁんちぃ》	大腿四頭筋、内転筋、横隔膜、首、四肢	2.5	手を挙げるときは吸い、降ろすときは吐く
第17節	鍛錬正気《どぁんりぇんぢょんちぃ》	大腿四頭筋、横隔膜、首、肩、腰腿部	2.4	手が体から離れるときは吸い、戻るときは吐く
第18節	踏歩行気《たぁぶぅしんちぃ》	大腿四頭筋、胸腹部	2.7	両手を挙げるときは吸い、開くときは吐く。両手を閉じるときは吸い、降ろすときは吐く

表5.1　益気功18節

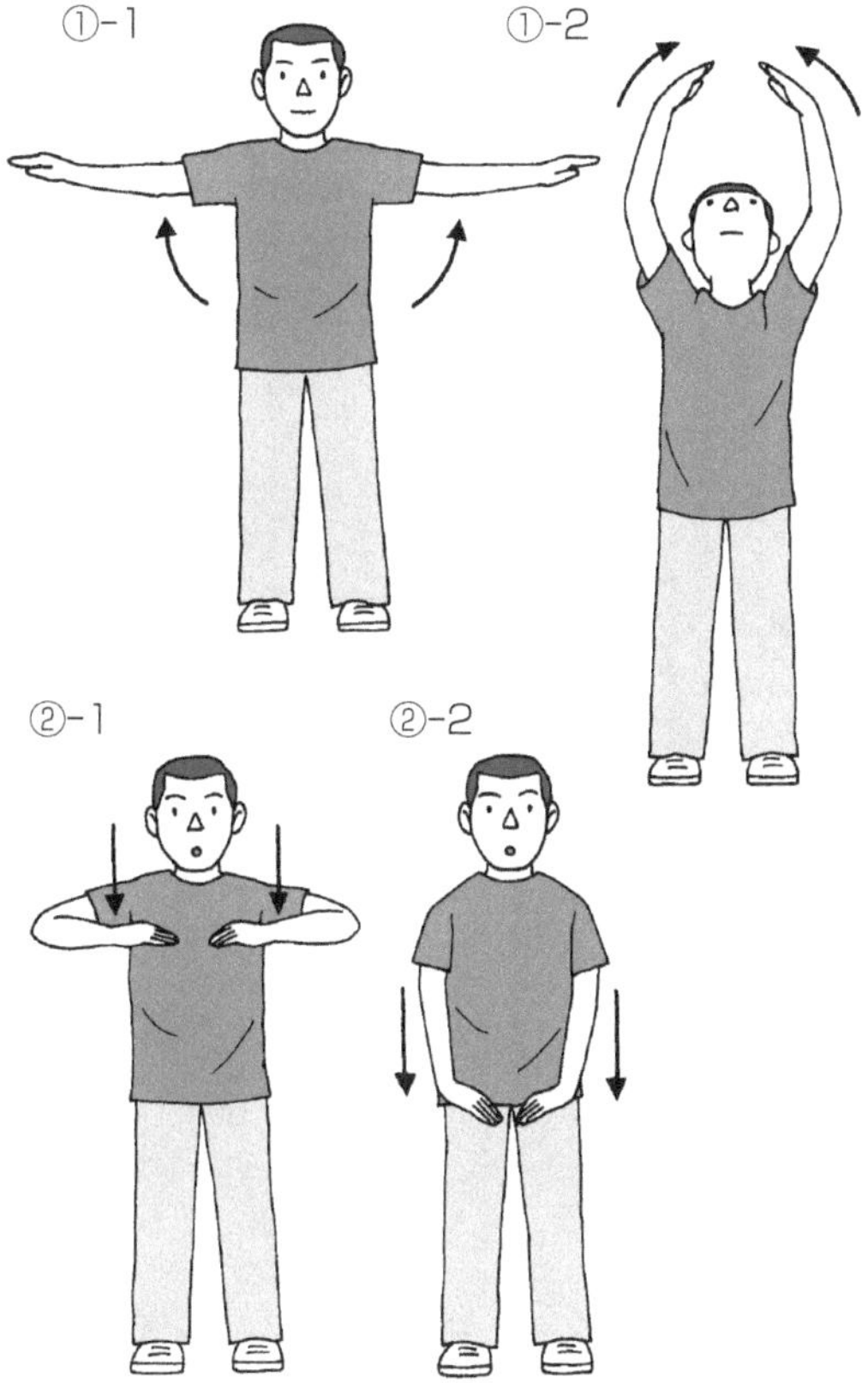

●第2節「呼吸練気」

①両足を肩幅に開いて立ち、両腕を頭の上に挙げて、両手のひらを向かい合わせます。

②両腕を身体の前からゆっくりと下ろし、立位姿勢に戻ります。

　腕を挙げるときは鼻から息を吸い、腕を降ろすときは口から息をゆっくり吐き出します。

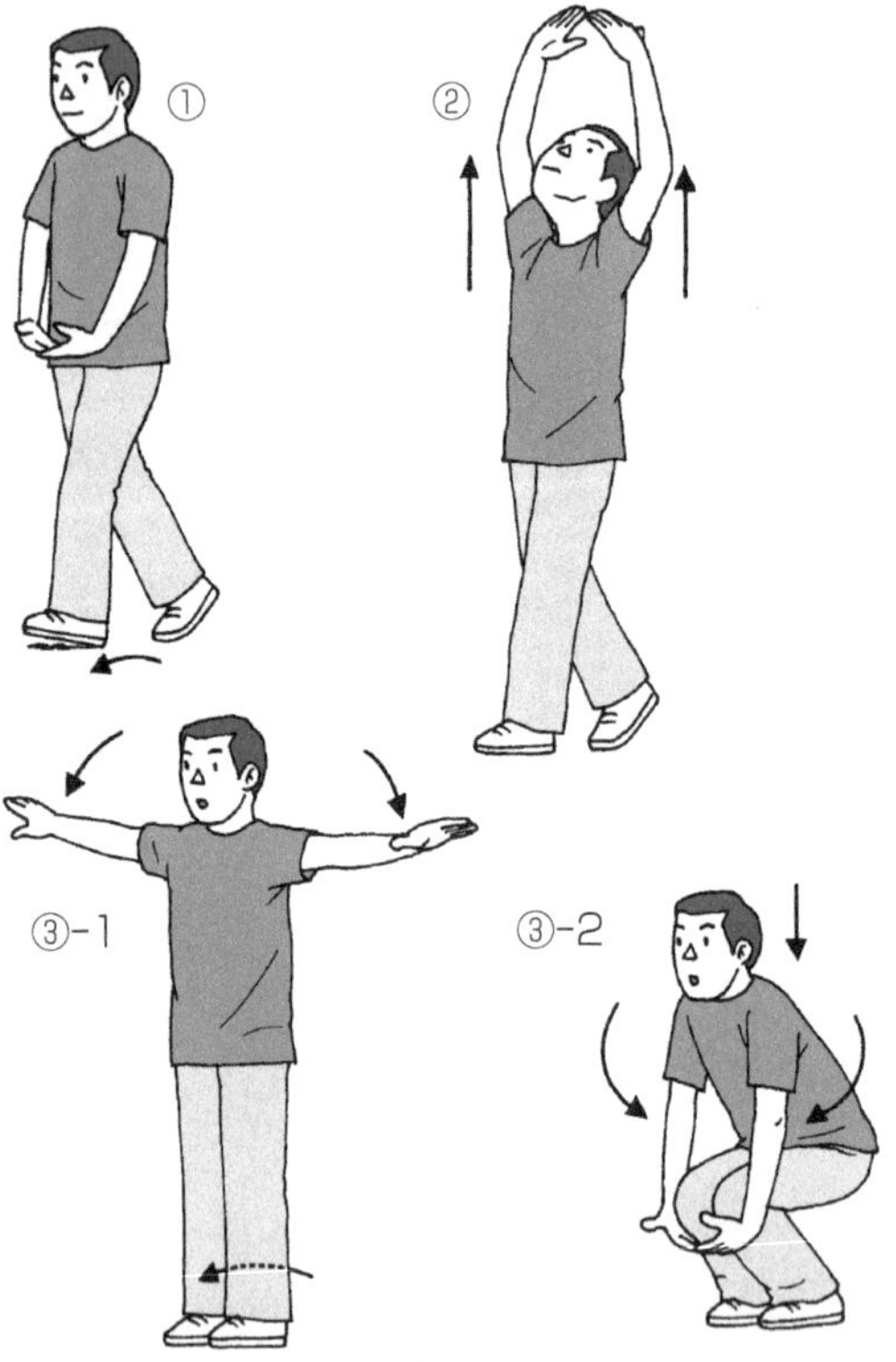

●第4節「下蹲吐気」

①両手の指を向かい合わせて下腹部に置き、両腕を頭の上に持ち上げて両手で屋根のような形をつくります。
②この動作と同時に、左足を一歩前に踏み出して右足のかかとを少し上げます。
③右脚を左脚に引き寄せ、両膝を曲げてしゃがみます。同時に両腕を外側に開いて膝の前に降ろしていきます。そして元の直立姿勢に戻ります。

以上の動作を左右2回ずつ繰り返します。両腕を挙げるときは鼻から息を吸い、降ろすときは口からゆっくりと息を吐いていきます。

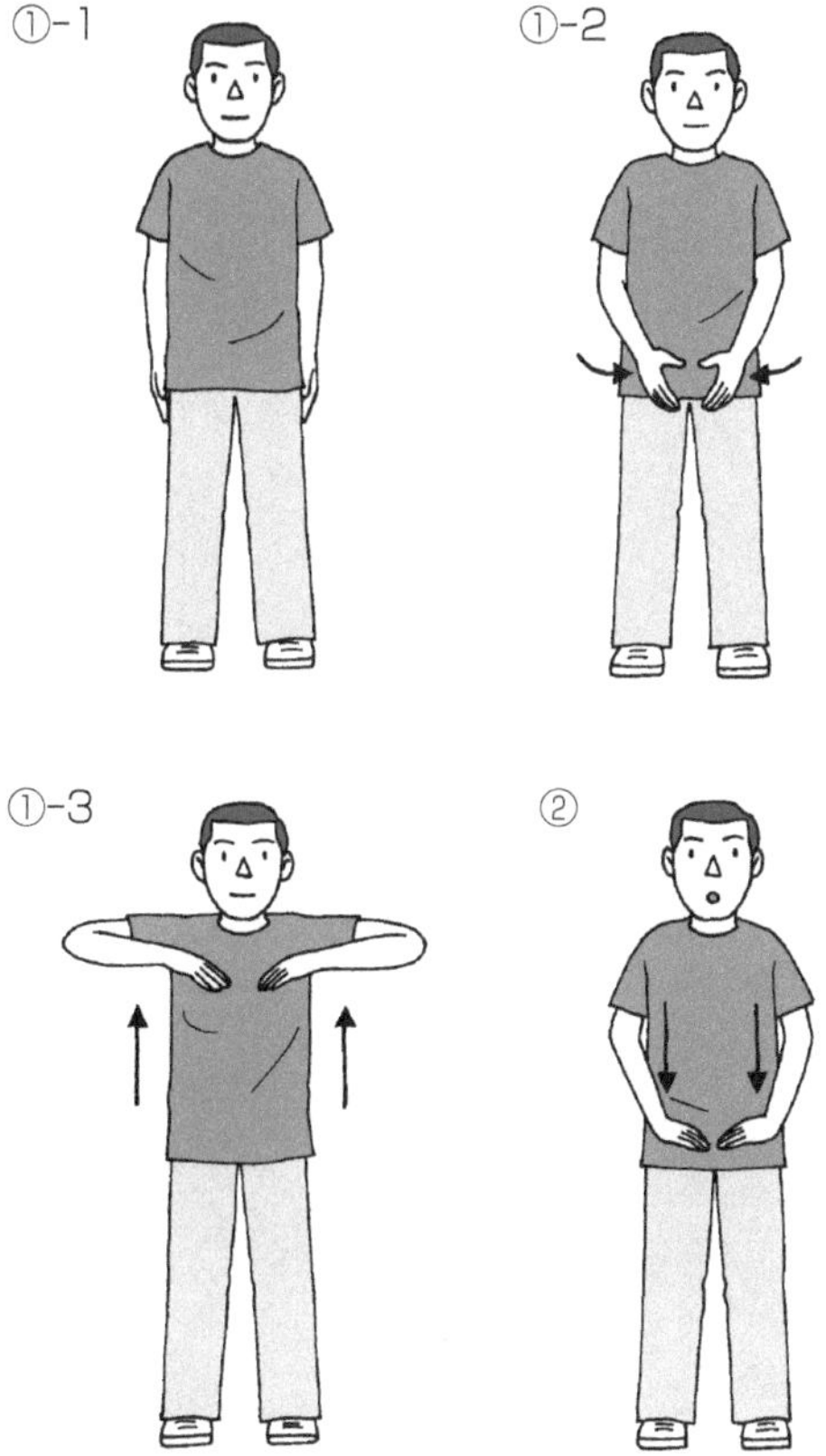

●**第10節「提臂寛気」**

①両足を肩幅に開いて立ち、両肘を曲げて胸元の前までゆっくりと挙げます。
②両腕を下腹部までゆっくりと降ろしていきます。

両腕を挙げるときは鼻から息を吸い、降ろすときは口からゆっくりと息を吐き出していきます。

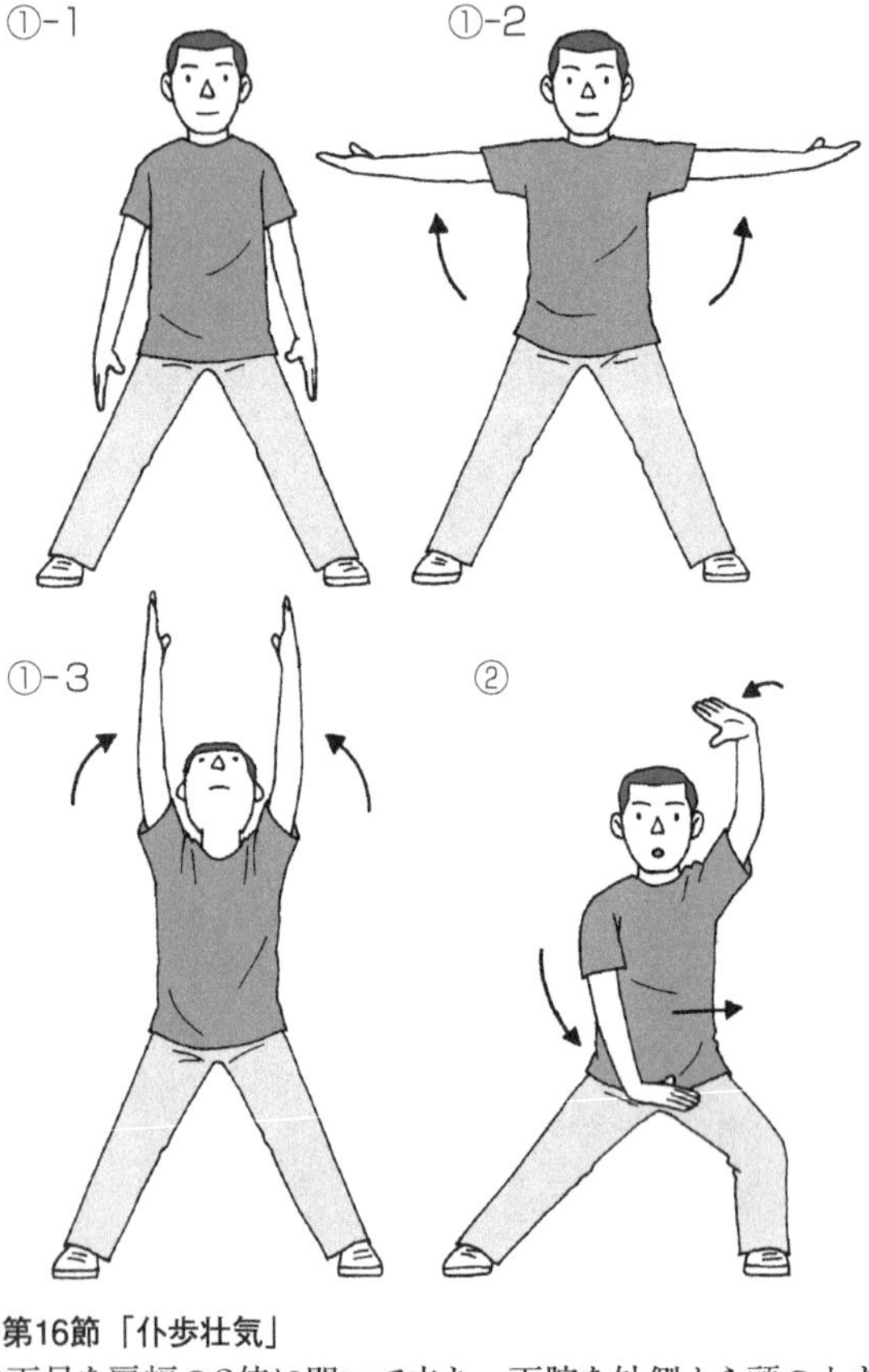

●第16節「仆歩壮気」

①両足を肩幅の2倍に開いて立ち、両腕を外側から頭の上まで持ち上げて両手を向かい合わせます。

②右手をからだの前から下に押さえるように腰の高さまで降ろし、左手は頭上に挙げ、前上方へかざします。同時に左膝を少し曲げます。この動作を左右2回ずつ繰り返します。両腕を頭上まで持ち上げるときは息を吸い、片手を上にかざしてもう片方を降ろすときはゆっくりと息を吐き出します。

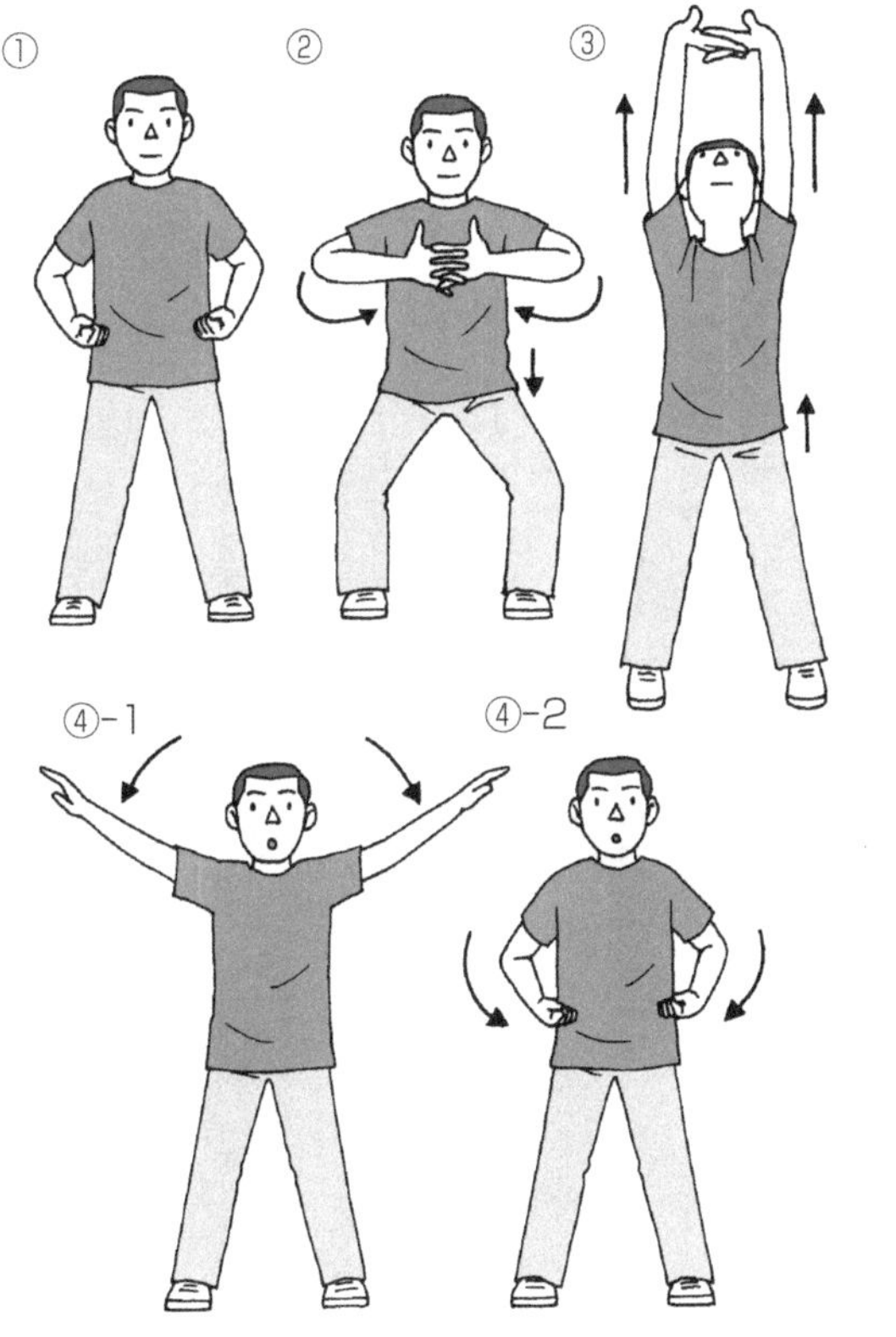

●第17節「鍛錬正気」

①両足を肩幅の1.5倍に開いて立ち、両手を握って腰に置きます。
②両手を胸元で組み、膝を曲げて両脚を馬歩（馬に乗っているような中腰の姿勢）にします。
③手を組んだ両腕を胸元に引き寄せてさらに頭上に挙げ、組み手を返しながら両膝を伸ばしていきます。
④組み手を解いて両腕を降ろし、元の姿勢に戻ります。

これを2回繰り返します。組んだ手を挙げるときは息を吸い、組み手を解いて降ろすときはゆっくりと息を吐き出していきます。

腹式呼吸の簡単なトレーニング法

ここまでは体操による腹式呼吸法を紹介しましたが、腹式呼吸のトレーニングとしては、ほかに次のような方法もありますので、最後に紹介します。すべて息を長く吐きやすくする方法です。試してみてください。

ローソク吹き流し・ローソク消し

火をつけたローソクを口の前25センチメートルのところに置き、口をすぼめてゆっくりと長く息を吹いて、ローソクの火が消えないように細く長くなびかせます。5センチメートルずつ距離を短くしていき、火を消さないように息を吐き続けます。

次に、できるだけ早く火を吹き消すように一気に息を吐きます。15センチメートルの距離から始め、5センチメートルずつ距離を長くしていきます。おのずとお腹が引っ込む動作になっていきます。

スポーツ吹き矢

吹き矢を飛ばして8メートル先の直径40センチメートルほどの的に当てるスポーツです。矢の吹き飛ばし方は腹式呼吸による息の吐き方そのもので、ゆっくりとお腹に空気をためるような感覚で息を吸い込み、一気にお腹をへこませて吐き出します。スポーツですから得点を競いますが、高齢者は無理をしないで続けてください。

風船ふくらまし

市販のゴム風船を5個くらい用意し、最初はゴム風船を縦横に5回ずつ引っ張って柔らかくしてから、一気に息を吹き込んでふくらませます。それができた人は、新しい風船を縦方向にだけ引き延ばして息を吹き込んでふくらませます。これもできた人は、最後にあらかじめ風船を引き延ばすことなく、風船をふくらませます。高血圧の人は無理をせず、ゆっくりと行ってください。

息吹き込み

ビンやコップに水を入れ、7、5、3ミリメートル径の3種類のストローを用意します。まず

7ミリメートル径の太いストローを口にくわえてその先を水につけ、息をゆっくりと吐きます。水の中のあぶくができるだけ小さくなるようにして、10〜20秒間吐き続けます。それがうまくできるようになったら、5ミリメートル径、3ミリメートル径と、使うストローを細くしていきます。

いずれも吐く息を強調したもので、副交感神経活動を促進し、血圧を下げる効果が期待できます。前章で紹介したカラオケも血圧を下げます。楽しい気分でこれらの運動を行うことでストレスも解消され、健康の効果はよりいっそう高まっていくはずです。

吹奏楽器を演奏する

横笛、縦笛、オカリナ、草笛、尺八などいろいろな楽器で音を出してみましょう。息を吹き込むことで横隔膜が上昇していきます。

おわりに

呼吸というのは、息を吸って吐くということに単純な運動です。何も考えなければ、無意識のうちに、反射的に行われます。しかし、意識的に呼吸のしかた、すなわち息をする時間や回数を変えることで、自律神経系の状態を調整することができます。さらに、これを有酸素運動と組み合わせることで、健康づくりにおおいに役に立たせることができます。そのメカニズムと有効性は、本書で紹介した多くの実験データなどから理解していただけたと思います。

たとえばストレスが原因となる心身の不調のひとつに、自律神経系失調症があります。薬物療法も大切ですが、ぜひ本書で紹介した呼吸体操を応用してみたらよいのではと思います。もちろん、呼吸体操は特効薬でも万能薬でもありませんから、これで治癒するとはいえませんが、心身に少しでも不調を感じたら、悪化を防ぐ助けにはなるはずです。ただし、肺気腫などの疾患に対しては、そんなに有効ではないようです。あくまでも呼吸体操は予防医学のひとつ、心身のバランスを整える方法であって、治療医学の分野ではないからです。

ジョギングやマラソンなどの有酸素運動は、現代人にとって健康維持や体力増進に欠かせないものとなっています。ただし、そのメリットのみが喧伝され、活性酸素などのデメリットが無視されがちです。呼吸体操は4メッツ以下の軽い運動強度であり、活性酸素は体内に蓄積しません。自律神経系のバランスを整え、しかも有酸素運動のメリットだけを取り出したのが呼吸体操です。安心して実施してもらいたいものです。伝統医学の面からみても、長く受け継がれてきた呼吸法やその処方を、今回紹介した呼吸体操を通じてあらためて蘇らせたいと思っています。

呼吸の科学は未開拓の分野が多く、これからも実験を積み重ねて実証したいと思っています。世の中には誤った呼吸法が蔓延しています。たとえば逆式腹式呼吸法と呼ばれるものもそのひとつで、これは息を吐くためにお腹を膨らませます。本書を読んでくださった皆さんならおわかりのとおり、腹式呼吸法は横隔膜を拡大し上方に上げることで息を吐く方法です。お腹を膨らませて息が吐ければそれでもいいですが、はたして横隔膜を使っているのか、楽な呼息といえるのか、少し論理的に考えればわかることです。こうした非論理的な教授がまかり通っていることが情けなく思います。

生活の中の呼吸運動を科学化して、より有効で正しい方法を示したいというのが著者の思いです。そして呼吸体操を、ジョギングなどの有酸素運動と同列の健康づくり運動として位置づけたいと願っています。高齢化社会を迎え、疲労回復運動や、低い強度の有酸素運動、抗活性酸素運動、体力のない人でもできる体操というものがますます必要になってくると思います。呼吸体操はまさにそうした目的に叶うものです。呼吸運動、呼吸体操を科学的に理解する読者が増えて、実践者が広がることを願ってやみません。

おしゃべりしたり、カラオケを歌ったり、気功を楽しんだり、思い出を語ったり、絵本を読んであげたり、ハーモニカを吹いたり、毎朝の読経を繰り返したりなどの、日常生活の中の呼吸運動を意識することで、健康寿命が伸びていけばと思います。

本書の出版に際しては、講談社ブルーバックス出版部の篠木和久氏にお世話になりました。感謝しながらともに喜びたいと思います。そして一昨年他界した亡妻に本書を捧げたいと思います。

平成24年5月　東京の自宅にて

参考文献一覧

竹内修二『解剖生理学』改訂第二版、医学芸術社、二〇一〇
バーン/レヴィ『カラー基本生理学』板東武彦、小山省三監訳、西村書店、二〇〇三
佐武安太郎、藤田敏彦、佐藤熙、和田正男『生理学講義』南山堂、一九四六
中野昭一編『図説・運動の仕組みと応用』医歯薬出版、二〇〇一
真島英信『生理学』文光堂、一九八六
広重力、加藤正道『小生理学』南山堂、一九八二
勝田茂編著、和田正信、松永智『入門運動生理学』杏林書院、一九九七
室増男『運動科学』理工学社、一九九九
石川兵衛『健康づくりへのアプローチ(第三版)』文光堂、二〇〇二
永田晟『今蘇る健康づくり——現代養生法』NPO法人日本健康づくり協会、二〇〇九
春木豊、本間生夫『息のしかた——きもちいい生活のための呼吸法』朝日新聞社、一九九六
佐保田鶴治、かしいけいこ『NHKやさしい健康体操——ヨーガ』日本放送出版協会、一九八五
佐保田鶴治『ヨーガ入門』池田書店、一九七五

永田晟『カラオケ（歌唱）健康法（改訂版）』NPO法人日本大衆音楽協会、二〇一〇
前田行貴『釈尊の断食法――心身を覚醒させるウポワズと呼吸法』地湧社、二〇〇三
村木弘昌『釈尊の呼吸法――大安般守意経に学ぶ』春秋社、二〇〇一
村木弘昌『丹田呼吸健康法――調和息入門』創元社、一九八五
荒井荒雄『夜船閑話――白隠禅による健康法』大蔵出版、一九九六
富山県国際健康プラザ、国際伝統医学センター『伝統医学研究』第7巻、二〇〇六
富山県国際健康プラザ、国際伝統医学センター『伝統医学研究』第8巻、二〇〇七
NPO法人日本健康づくり協会『息き息き長寿体操』日本練功十八法普及センター、二〇〇八
NPO法人日本健康づくり協会『改訂　練功十八法』日本練功十八法普及センター、二〇〇九
早野順一郎「心拍変動のスペクトル解析」『総合臨床』44巻、二〇〇一～二〇〇九頁、一九九五

〈は行〉

〈ま・や・ら行〉

〈た行〉

〈な行〉

〈さ行〉

さくいん

〈数字・アルファベット〉

〈あ行〉

〈か行〉

N.D.C.498.3　185p　18cm

ブルーバックス　B-1771

呼吸《こきゅう》の極意《ごくい》

心身を整える絶妙なしくみ

2012年5月20日　第1刷発行
2025年7月8日　第8刷発行

著者　永田《ながた》　晟《あきら》
発行者　篠木和久
発行所　株式会社講談社
〒112-8001 東京都文京区音羽2-12-21
電話　出版　03-5395-3524
販売　03-5395-5817
業務　03-5395-3615
印刷所　(本文表紙印刷) 株式会社ＫＰＳプロダクツ
(カバー印刷) 信毎書籍印刷株式会社
本文データ制作　講談社デジタル製作
製本所　株式会社ＫＰＳプロダクツ

定価はカバーに表示してあります。

ISBN978−4−06−257771−7

発刊のことば

科学をあなたのポケットに

二十世紀最大の特色は、それが科学時代であるということです。科学は日に日に進歩を続け、止まるところを知りません。ひと昔前の夢物語もどんどん現実化しており、今やわれわれの生活のすべてが、科学によってゆり動かされているといっても過言ではないでしょう。

そのような背景を考えれば、学者や学生はもちろん、産業人も、セールスマンも、ジャーナリストも、家庭の主婦も、みんなが科学を知らなければ、時代の流れに逆らうことになるでしょう。

ブルーバックス発刊の意義と必然性はそこにあります。このシリーズは、読む人に科学的に物を考える習慣と、科学的に物を見る目を養っていただくことを最大の目標にしています。そのためには、単に原理や法則の解説に終始するのではなくて、政治や経済など、社会科学や人文科学にも関連させて、広い視野から問題を追究していきます。科学はむずかしいという先入観を改める表現と構成、それも類書にないブルーバックスの特色であると信じます。

一九六三年九月

野間省一

ブルーバックス　医学・薬学・心理学関係書（I）

1820 リンパの科学　加藤征治
1830 単純な脳、複雑な「私」　池谷裕二
1831 新薬に挑んだ日本人科学者たち　塚崎朝子
1842 記憶のしくみ（上）　ラリー・R・スクワイア／エリック・R・カンデル　小西史朗／桐野　豊＝監修
1843 記憶のしくみ（下）　ラリー・R・スクワイア／エリック・R・カンデル　小西史朗／桐野　豊＝監修
1853 図解　内臓の進化　岩堀修明
1859 放射能と人体　落合栄一郎
1874 もの忘れの脳科学　苧阪満里子
1889 社会脳からみた認知症　伊古田俊夫
1896 新しい免疫入門　審良静男／黒崎知博
1923 コミュ障　動物性を失った人類　正高信男
1929 心臓の力　柿沼由彦
1931 薬学教室へようこそ　二井將光＝編著
1943 神経とシナプスの科学　杉　晴夫
1945 芸術脳の科学　塚田　稔
1952 意識と無意識のあいだ　マイケル・コーバリス　鍛原多惠子＝訳
1953 自分では気づかない、ココロの盲点　完全版　池谷裕二
1954 発達障害の素顔　山口真美
1955 現代免疫物語beyond　岸本忠三／中嶋　彰
1956 コーヒーの科学　旦部幸博
1964 脳からみた自閉症　大隅典子
1968 脳・心・人工知能　甘利俊一
1976 不妊治療を考えたら読む本　浅田義正／河合　蘭
1978 カラー図解　はじめての生理学　上　動物機能編　田中（貴邑）冨久子
1979 カラー図解　はじめての生理学　下　植物機能編　田中（貴邑）冨久子
1988 40歳からの「認知症予防」入門　伊古田俊夫
1994 つながる脳科学　理化学研究所・脳科学総合研究センター＝編
1996 体の中の異物「毒」の科学　小城勝相
1997 欧米人とはこんなに違った日本人の「体質」　奥田昌子
2007 痛覚のふしぎ　伊藤誠二
2013 カラー図解　新しい人体の教科書（上）　山科正平
2024 カラー図解　新しい人体の教科書（下）　山科正平
2025 アルツハイマー病は「脳の糖尿病」　鬼頭昭三／新郷明子
2026 睡眠の科学　改訂新版　櫻井　武
2029 生命を支えるATPエネルギー　二井將光
2034 DNAの98%は謎　小林武彦
2050 世界を救った日本の薬　塚崎朝子

ブルーバックス　医学・薬学・心理学関係書（III）

ブルーバックス　事典・辞典・図鑑関係書

325 現代数学小事典　寺阪英孝＝編
569 毒物雑学事典　大木幸介
1084 図解　わかる電子回路　加藤　肇／見城尚志／高橋　久
1150 音のなんでも小事典　日本音響学会＝編
1188 金属なんでも小事典　増本　健＝監修　ウォーク＝編著
1439 味のなんでも小事典　日本味と匂学会＝編
1484 単位171の新知識　星田直彦
1614 料理のなんでも小事典　日本調理科学会＝編
1624 コンクリートなんでも小事典　土木学会関西支部＝編　井上　晋　他
1642 新・物理学事典　大槻義彦／大場一郎＝編
1653 理系のための英語「キー構文」46　原田豊太郎
1660 図解　電車のメカニズム　宮本昌幸＝編著
1676 図解　橋の科学　土木学会関西支部＝編　田中輝彦／渡邊英一　他
1761 声のなんでも小事典　和田美代子　米山文明＝監修
1762 完全図解　宇宙手帳　渡辺勝巳／JAXA（宇宙航空研究開発機構）＝協力
2028 元素118の新知識　桜井　弘＝編
2161 なっとくする数学記号　黒木哲徳
2178 数式図鑑　横山明日希